主　编：

徐　琬（四川大学华西医院）

副主编：

金朝辉（四川大学华西医院）

马　音（四川大学华西医院）

秦　舟（四川大学华西医院）

黄　亮（四川大学华西第二医院）

参　编：

宋相容（四川大学华西医院）

陈昭阳（四川大学华西医院）

肖桂荣（四川大学华西医院）

罗　敏（四川大学华西医院）

严　郁（四川大学华西医院）

刘　颖（四川大学华西医院）

张静怡（四川大学华西医院）

徐家玥（四川大学华西医院）

于　磊（四川大学华西医院）

苏　娜（四川大学华西医院）

吴　斌（四川大学华西医院）

田方圆（四川大学华西医院）

占　美（四川大学华西医院）

孙闻续（四川大学华西医院）

张　莹（四川大学华西医院）

陈　敏（四川大学华西第二医院）

胡巧织（四川大学华西医院）

国梦然（四川大学华西医院）

呼吸系统疾病合并常见
慢性病治疗药物处方集

主 编 徐 珽
副主编 金朝辉 马 音 秦 舟 黄 亮

四川大学出版社
SICHUAN UNIVERSITY PRESS

项目策划：王　军
责任编辑：许　奕
责任校对：谢　瑞
封面设计：胜翔设计
责任印制：王　炜

图书在版编目（CIP）数据

呼吸系统疾病合并常见慢性病治疗药物处方集 / 徐
斑主编．— 成都：四川大学出版社，2021.3
ISBN 978-7-5690-2019-9

Ⅰ．①呼… Ⅱ．①徐… Ⅲ．①呼吸系统疾病－用药法
②常见病－慢性病－用药法 Ⅳ．① R56 ② R4

中国版本图书馆 CIP 数据核字（2021）第 059226 号

书名　呼吸系统疾病合并常见慢性病治疗药物处方集
HUXI XITONG JIBING HEBING CHANGJIAN MANXINGBING ZHILIAO YAOWU CHUFANGJI

主　　编	徐　斑
出　　版	四川大学出版社
地．　址	成都市一环路南一段 24 号（610065）
发　　行	四川大学出版社
书　　号	ISBN 978-7-5690-2019-9
印前制作	四川胜翔数码印务设计有限公司
印　　刷	四川盛图彩色印刷有限公司
成品尺寸	170mm×240mm
印　　张	10.5
字　　数	214 千字
版　　次	2021 年 6 月第 1 版
印　　次	2021 年 6 月第 1 次印刷
定　　价	58.00 元

◆ 读者邮购本书，请与本社发行科联系。
　电话：(028) 85408408/ (028) 85401670/
　(028) 86408023　邮政编码：610065
◆ 本社图书如有印装质量问题，请寄回出版社调换。
◆ 网址：http://press.scu.edu.cn

四川大学出版社
微信公众号

前言

　　呼吸系统疾病是我国居民的主要死亡原因之一。近年来，由于环境污染、吸烟、人口老龄化等因素，呼吸系统疾病的发病率、死亡率呈逐年上升趋势。有研究表明，呼吸系统疾病在城市人群中的死亡率排在第 3 位，而在农村人群中的死亡率排在第 1 位，是我国面临的重要公共卫生问题。

　　呼吸系统疾病主要有肺部感染性疾病、肺血管疾病、间质性肺疾病、肺癌、慢性气道疾病等。其起病较为隐匿，在患病初期，常见的临床症状主要有咳嗽、咳痰、哮喘等。严重的呼吸系统疾病都有较为复杂的病情，常常会伴随其他疾病，如心血管疾病、糖尿病、消化系统疾病等。因此，需要重视对呼吸系统疾病的早期诊断及干预，防止疾病加重与恶化，提高患者的生活质量，降低患者死亡率。

　　为进一步加强临床上呼吸系统疾病以及常见合并慢性病的规范治疗和管理，协助临床医生和药师及时了解治疗药物的作用特点、用法用量和注意事项，确保患者合理用药，提高救治效果，四川大学华西医院临床药学部结合近期国家卫生健康委员会、中国药学会和部分省市药学会、医疗机构等发布的最新诊疗方案、专家共识及相关文献，汇总编写了《呼吸系统疾病合并常见慢性病治疗药物处方集》，供临床医护人员及药师参考。不妥之处，敬请批评指正。

目 录

一 抗感染药物

（一）抗病毒药物

目前没有确认有效的新型冠状病毒肺炎的治疗方法，因此临床在考虑抗病毒治疗时，一定要充分评估利弊，同时充分告知患者，得到患者或其监护人的理解并签署知情同意书。可试用 α－干扰素雾化、洛匹那韦/利托那韦、利巴韦林（与 α－干扰素或洛匹那韦/利托那韦联用）、磷酸氯喹、阿比多尔等进行抗病毒治疗。合并甲型流感或乙型流感的患者，可使用阿比多尔或奥司他韦。

1. α－干扰素

【适应证及治疗目的】

新型冠状病毒肺炎。

【常用规格】

重组人干扰素 α－2a 注射液（1mL：100 万单位、1mL：300 万单位、1mL：500 万单位）。

重组人干扰素 α－1b 注射液（10μg/支、20μg/支、30μg/支、40μg/支、50μg/支、60μg/支；注：10μg＝100 万单位）。

重组人干扰素 α－2b 注射液（1mL：100 万单位、1mL：300 万单位、1mL：500 万单位、1mL：600 万单位）。

【用法用量】

根据国家卫生健康委员会发布的《新型冠状病毒肺炎诊疗方案（试行第八版）》：成人每次 500 万单位或相当剂量，加入灭菌注射用水 2mL，每日 2 次，雾化吸入。

儿童：20 万~40 万单位/kg 或 2~4μg/kg（≤500 万单位或 50μg），加入灭菌注射用水 2mL，每日 2 次，雾化吸入。

【药动学特征】

α－干扰素雾化吸入，从肺部吸收很少。与皮下注射相比，重组人干扰素 α－2b 注射液雾化给药的相对生物利用度<1％。

【禁忌证】

α－干扰素全身给药的禁忌证包括：①未控制的自身免疫性疾病患者；②严重心

脏疾病、失代偿性肝病、肾功能不全［肌酐清除率（CrCl）＜50mL/min］、骨髓功能不正常者；③癫痫及中枢神经系统功能损伤者。

但《新型冠状病毒肺炎诊疗方案（试行第八版）》推荐 α-干扰素雾化吸入，其从肺部吸收极少，理论上以上①、②、③不是绝对禁忌证。

【相互作用】

研究报道 α-干扰素全身给药时，可能降低细胞色素 P450 的活性，导致茶碱的清除率下降，西咪替丁、华法林、地西泮等代谢异常。但新型冠状病毒肺炎的诊疗方案为局部给药，理论上前述相互作用无临床意义。

【不良反应】

雾化吸入可能会导致局部灼痛、瘙痒等轻微刺激反应，无须中止治疗，可自行缓解。

【特殊人群】

孕妇及哺乳期妇女：全身给药，属妊娠 C 类药物，孕妇权衡利弊使用；雾化吸入情况不详，理论上影响小。哺乳期妇女权衡利弊使用。

【注意事项】

①贮藏：α-干扰素为蛋白质类药物，稳定性差，说明书要求 2~8℃避光保存及运输，建议使用时现配现用。②雾化吸入：遇热不稳定，如采用超声雾化方式，可导致 α-干扰素加热变性，故不建议采用超声雾化。可换用射流式雾化器（空气压缩雾化器）、振动筛孔雾化器雾化或氧气驱动雾化法。

【用药监护】

监护雾化吸入可能带来的风险：①部分厂家的 α-干扰素注射液的辅料含间甲苯酚等防腐剂，吸入后不排除诱发哮喘发作的可能。②非雾化制剂的药物无法达到雾化颗粒的要求，难以通过呼吸道清除，可能在肺部沉积，从而增加肺部感染的风险。

2. 洛匹那韦/利托那韦 （克力芝）

【适应证及治疗目的】

新型冠状病毒肺炎。

【常用规格】

洛匹那韦/利托那韦片（200mg：50mg、100mg：25mg）；

洛匹那韦/利托那韦胶囊（200mg：50mg、100mg：25mg）；

洛匹那韦/利托那韦口服液（80mg：20mg/mL）。

【用法用量】

成人每次洛匹那韦 400mg/利托那韦 100mg，每日 2 次。

儿童：片剂不推荐 2 岁以下患儿服用，口服液不推荐 6 个月以下患儿服用。

根据体重或体表面积计算剂量：

体重	用法用量
体重 7~15kg	每次 12/3mg/kg，每日 2 次
15kg≤体重≤40kg	每次 10/2.5mg/kg，每日 2 次
体重>40kg 或年龄>12 岁	每次 400/100mg，每日 2 次

【药动学特征】

洛匹那韦和利托那韦的蛋白结合率为 98%，主要经肝脏代谢、粪便排泄，经肾清除率均低（<10%），故肾功能不全、血液透析、连续性肾脏替代治疗（CRRT）、腹膜透析者无须调整剂量。利托那韦可抑制洛匹那韦的代谢，从而提高洛匹那韦的血药浓度。

【禁忌证】

（1）重度肝功能不全患者。

（2）联用高度依赖 CYP3A 清除且血药浓度升高后可能引起严重或致命不良事件的药物，如胺碘酮、阿司咪唑、喹硫平、麦角碱类（双氢麦角胺、麦角新碱、麦角胺、甲基麦角新碱）、洛伐他汀、辛伐他汀、咪达唑仑（口服）、三唑仑。

（3）联用加快本药代谢的 CYP3A 诱导剂，如利福平、卡马西平等，会导致洛匹那韦的血药浓度降低，从而降低药物的临床疗效。

【相互作用】

（1）不推荐联合使用的药物：禁忌证中的药物。

（2）联合后需调整剂量的药物。

需增加洛匹那韦/利托那韦的剂量：联用依非韦仑或者奈韦拉平，需使用洛匹那韦 500mg/利托那韦 125mg bid。

降低并用药物的剂量：马拉韦罗（150mg bid）、曲唑酮（减量）、伊曲康唑（≤200mg/d）、利福布汀（150mg tiw 或 biw）、瑞舒伐他汀（减量）、氟替卡松丙酸酯或布地奈德（减量）。

（3）需谨慎合用并加强监护的药物：芬太尼（监测呼吸）、地高辛、苄普地尔、利多卡因和奎尼丁（全身使用时）、克拉霉素、大多数酪氨酸激酶抑制剂（包括达沙替尼、尼洛替尼）、长春新碱、长春碱、华法林、苯妥英、卡马西平、苯巴比妥、拉莫三嗪、丙戊酸、伏立康唑、非洛地平、硝苯地平、尼卡地平、地塞米松、环孢素、西罗莫司、他克莫司、波生坦。

【不良反应】

极常见腹泻、恶心、呕吐、肝功能损害等不良反应，应考虑对症处理。常见高甘油三酯血症、高胆固醇血症，以及血小板减少、中性粒细胞减少、贫血。罕见胰腺炎、缓慢性心律失常、QT 间期延长。

【特殊人群】

孕妇及哺乳期妇女：属妊娠 C 类药物，孕妇权衡利弊使用。哺乳期妇女暂停哺乳。

老年人：无相关资料，建议酌情减量使用。

肝功能不全患者：轻、中度肝功能不全患者无须调整剂量，重度肝功能不全患者禁用。

肾功能不全患者：无须调整剂量。

【注意事项】

①片剂吸收不受食物影响，但需整片吞服，不得咀嚼、掰开后服用，不建议压碎后管饲，否则药物时间/浓度曲线下的面积（AUC）下降 45%。口服液最好与食物一起服用。②用药期间密切监测肝功能、甘油三酯和胆固醇。③利托那韦为 CYP3A4 强抑制剂，羟氯喹为 CYP3A4 底物，不建议洛匹那韦/利托那韦与羟氯喹联用治疗新型冠状病毒肺炎。

【用药监护】

①潜在肝病患者、肝功能损害或肝酶水平升高患者，用药期间密切监测肝功能，若肝功能恶化需停药。②存在血脂异常可能，开始用药前和用药后定期监测甘油三酯和胆固醇，必要时给予调脂治疗，避免选用辛伐他汀和洛伐他汀。③罕见胰腺炎，既往胰腺炎患者使用时注意监测，若发生胰腺炎症状，及时停药。④罕见PR 间期延长等严重不良反应，联用延长 PR 间期药物如红霉素、氟喹诺酮类抗菌药物、唑类抗真菌药物时需慎重，必要时行心电监护。⑤有血友病的患者用药期间可能发生自发性出血，需额外补充凝血因子Ⅷ。

3. 利巴韦林

【适应证及治疗目的】

新型冠状病毒肺炎。

【常用规格】

利巴韦林注射液（1mL：0.1g、2mL：0.1g、2mL：0.25g）。

【用法用量】

成人：500mg/次，每日 2～3 次静脉滴注。用氯化钠注射液或 5% 葡萄糖注射液稀释成 1mg/mL 的浓度。

儿童：建议与 α－干扰素或洛匹那韦/利托那韦联合应用，每次 10mg/kg，静脉滴注，每日 2～3 次。

【药动学特征】

与血浆蛋白几乎不结合，进入体内迅速分布到身体各部分，呼吸道分泌物中的浓度大多高于血药浓度。药物能进入红细胞，且蓄积量大。药物在肝内代谢，半衰期 0.5~2 小时，主要以代谢产物的形式经肾排泄。

【禁忌证】

有较强的致畸和杀伤作用，属妊娠 X 类药物，孕妇禁用。

【不良反应】

常见溶血性贫血。利巴韦林可进入、蓄积于红细胞并损伤红细胞，导致血红蛋白含量下降，血液携氧能力降低，可伴随心肺不良反应，如呼吸困难、胸痛。

【特殊人群】

孕妇及哺乳期妇女：属妊娠 X 类药物，孕妇禁用。哺乳期妇女暂停哺乳。

因病情需要用于备孕的新型冠状病毒肺炎患者时，无论男女，停药后至少避孕 6 个月（本品体内消除很慢，停药 4 周尚不能完全自体内清除）。

【注意事项】

大剂量利巴韦林可进一步增加贫血、肝损伤、心脏损害的风险，合并严重贫血、肝功能异常、肾功能不全的患者慎用本品，有地中海贫血、镰刀细胞性贫血、心脏疾病以及肌酐清除率（CrCl）<50mL/min 的患者不推荐使用本品。

【用药监护】

①每周监测血常规、肝生化，尤其是血红蛋白（包括治疗前后）。②对诊断有一定干扰，可引起胆红素增高（可高达 25%）。

4. 磷酸氯喹

【适应证及治疗目的】

新型冠状病毒肺炎。

【常用规格】

磷酸氯喹片（250mg）。

【用法用量】

每次 500mg，每日 2 次，口服。

体重低的患者（<60kg）：美国食品药品监督管理局（FDA）推荐磷酸氯喹首剂 16.7mg/kg，随后 8.4mg/kg；羟氯喹 13mg/kg，随后 6.5mg/kg。最大剂量均不超过正常体重剂量。可考虑按 8.4mg/kg bid 调整剂量。

儿童：FDA 推荐剂量同低体重成人，FDA 推荐磷酸氯喹首剂 16.7mg/kg，随后按 8.4mg/kg bid 调整剂量。

注：目前 FDA 尚无用于治疗病毒感染的推荐剂量。有研究表明，治疗疟疾感染时的血药浓度即可达到抑制病毒的效果，因此参考 FDA 推荐其治疗疟疾感

染剂量。注意国家卫生健康委员会《关于调整试用磷酸氯喹治疗新冠肺炎用法用量的通知》中不推荐 18 岁以下儿童使用。

【药动学特征】

吸收快而充分，达峰时间 1～2 小时，与组织蛋白结合多，肺内浓度是血浆浓度的 200～700 倍，半衰期 2.5～10 天，在肝脏代谢，小部分（10％～15％）磷酸氯喹以原形经肾排泄。

【禁忌证】

本品可引起胎儿脑积水、四肢畸形及耳聋，故孕妇禁用。

【相互作用】

与肝素合用可增加出血风险。

【不良反应】

常见恶心、呕吐，可见眼毒性（角膜上出现弥漫性白色颗粒），停药后消失。

【特殊人群】

孕妇及哺乳期妇女：孕妇禁用。哺乳期妇女慎用。

【注意事项】

①磷酸氯喹用于治疗新型冠状病毒肺炎时超说明书常规剂量、疗程，≥20mg（kg·d）或连服 3～5g 急性致死风险高，加之药物半衰期长（2.5～10 天）、清除慢，故临床用药过程中应严密监测心脏骤停、眼底病变等不良反应，肝肾功能不全、心脏病患者慎用。②磷酸氯喹在肝、脾、肾、肺内浓度高于血浆浓度200～700 倍，推断常规剂量在肺组织也能达到治疗浓度。

5. 羟氯喹

【适应证及治疗目的】

新型冠状病毒肺炎。

【用法用量】

成人：每次硫酸羟氯喹片 200mg，每日 2 次，口服。

儿童：目前尚无羟氯喹用于儿童新型冠状病毒肺炎的相关推荐。用于类风湿性关节炎、慢性关节炎、红斑狼疮、皮肤病的儿童推荐剂量：6 岁及 6 岁以上儿童应使用本药的最低有效剂量，不应超过一日 6.5mg/kg（根据理想体重计算）或一日 400mg。

【禁忌证】

先前存在黄斑病变的患者、对 4－氨基喹啉化合物过敏者、4－氨基喹啉化合物治疗后出现视网膜或视野改变的患者、6 岁以下儿童禁用。

【相互作用】

（1）抗酸药减少羟氯喹吸收，联用时建议间隔 4 小时。

(2) 增加降血糖药物的作用，联用时可能需要减少胰岛素或降糖药剂量。

【不良反应】

羟氯喹为氯喹的主要代谢产物，不良反应相似但发生率较低，需关注视网膜病变、肌病等不良反应。

【特殊人群】

孕妇及哺乳期妇女：属妊娠 C 类药物，孕妇避免使用。哺乳期妇女慎用。

儿童：6 岁以下儿童禁用。200mg 规格的片剂不适用于体重低于 35kg 的儿童。

老年人：无须调整剂量。

6. 阿比多尔

【适应证及治疗目的】

新型冠状病毒肺炎、甲型流感和乙型流感。

【常用规格】

盐酸阿比多尔片（0.1g）、盐酸阿比多尔胶囊（0.1g）、盐酸阿比多尔颗粒（0.1g）。

【用法用量】

成人：每次 0.2g，一日 3 次，口服。

儿童：国内关于阿比多尔的儿童临床研究数据目前较少，但其在俄罗斯被批准用于 2 岁以上儿童的流感治疗。俄罗斯国家药品说明书推荐用于流感的儿童用法用量为：13 岁及以上儿童每次 200mg，6～12 岁每次 100mg，2～6 岁每次 50mg；都是每天 3 次，服用 3～5 天。国外研究中针对 1～2 岁儿童流感治疗的推荐剂量为 10mg/（kg·d）。

【药动学特征】

吸收迅速，达峰时间 20 分钟，绝对生物利用度 35.6%，半衰期 6.7～15.0 小时，给药后 48 小时 38.9% 以原形经粪便排出，0.12% 经尿排出。

【禁忌证】

对本品过敏者。

【不良反应】

常见恶心、腹泻、头晕和血清转氨酶浓度增高。

【特殊人群】

孕妇及哺乳期妇女：尚不明确，慎用。

儿童：在俄罗斯，阿比多尔可用于 2 岁以上儿童的流感治疗。

老年人：65 岁以上老年人用药的安全性尚不明确。

严重肾功能不全者：慎用。

【注意事项】

严重肾功能不全者慎用或遵医嘱使用。

【用药监护】

阿比多尔说明书上的适应证为由 A、B 型流感病毒等引起的上呼吸道感染。新型冠状病毒肺炎合并 A、B 型流感的患者可选用阿比多尔。

7. 奥司他韦

【适应证及治疗目的】

甲型流感和乙型流感。

【常用规格】

磷酸奥司他韦胶囊（75mg）、磷酸奥司他韦颗粒（15mg、25mg）。

【适应证】

用于成人和 1 岁以上儿童的甲型流感和乙型流感的治疗，以及成人和 13 岁以上青少年的甲型流感和乙型流感的预防。

【用法用量】

（1）流感的治疗：在流感症状出现的 2 天内（理想状态为 36 小时内）就应开始治疗。

成人和 13 岁以上青少年：每次 75mg，口服，每日 2 次，共 5 天。

1 岁以上儿童的用法用量如下：

体重	推荐剂量（服用 5 天）
≤15kg	30mg，每日 2 次
15～23kg	45mg，每日 2 次
23～40kg	60mg，每日 2 次
>40kg	75mg，每日 2 次

（2）流感的预防：与流感患者密切接触后 2 天内开始用药，每次 75mg，口服，每日 1 次，至少 7 天。

肾功能不全患者的用法用量如下：

肾功能	推荐剂量（服用 5 天）
肌酐清除率>30mL/min	不必调整
肌酐清除率 10～30mL/min	75mg，每日 1 次
肌酐清除率≤10mL/min、血液透析或持续腹膜透析患者	不推荐使用

【药动学特征】

磷酸奥司他韦在胃肠道被迅速吸收，经肝脏和（或）肠壁酯酶迅速转化为活性代谢产物（奥司他韦羧酸盐），活性代谢产物在肺、支气管、肺泡灌洗液、鼻黏膜、中耳和气管中均可达到抗病毒的有效浓度，超过 99％的活性代谢产物由肾脏排泄，故肾功能不全患者注意调整剂量。与同样由肾脏排泄且安全范围窄的药物（如甲氨蝶呤、保泰松、更昔洛韦）合用要慎重。

【相互作用】

磷酸奥司他韦可能会抑制减毒活疫苗病毒的复制，在服药 48 小时内不应使用减毒流感疫苗，三价灭活流感疫苗不受影响。

【不良反应】

常见恶心、呕吐等消化道不良反应。

【特殊人群】

孕妇及哺乳期妇女：在对大鼠和家兔的动物生殖研究中，没有观察到致畸性；属妊娠 C 类药物，孕妇权衡利弊使用。对哺乳期大鼠，奥司他韦和其活性代谢产物（奥司他韦羧酸盐）可从乳汁中分泌；哺乳期妇女权衡利弊使用。

老年人：不需要调整剂量。

肝功能不全患者：不需要调整剂量。

【注意事项】

仅在用药时磷酸奥司他韦对流感才具有预防作用，所以不能取代流感疫苗。

【用药监护】

自磷酸奥司他韦上市后，陆续收到流感患者使用磷酸奥司他韦治疗发生自我伤害和谵妄事件的报告。用药期间应该对患者的自我伤害和谵妄事件等进行密切监测。

（二）抗细菌药物

对于新型冠状病毒肺炎患者，根据患者的症状、体征、实验室检查或放射影像学结果，若不支持合并细菌感染，建议暂缓抗菌药物治疗，避免盲目或不恰当地使用抗菌药物（尤其是联合使用广谱抗菌药物）。

若患者症状、体征及辅助检查提示存在细菌感染的可能，应考虑使用抗菌药物。对于轻度细菌感染的大多数患者，可口服阿莫西林/克拉维酸钾、莫西沙星或其他喹诺酮类药物等；对于中度细菌感染的大多数患者，可静脉滴注头孢曲松、哌拉西林/他唑巴坦等；对于多重耐药菌或严重细菌感染的大多数患者，可静脉滴注美罗培南等碳青霉烯类药物，必要时联用万古霉素或利奈唑胺（在未发现革兰阳性耐药菌感染证据时应于给药 2 天后停用）。重视病原学及疗效评估，病情改善后及时降阶梯或序贯治疗。对 β-内酰胺类药物过敏者可换用氨曲南，孕妇及儿童避免使用喹诺酮类药物。

1. 阿莫西林/克拉维酸钾

【适应证及治疗目的】

合并细菌感染性疾病。

【常用规格】

阿莫西林/克拉维酸钾片（7∶1）。

【用法用量】

成人及 12 岁以上儿童：每次 1g，口服，每日 2 次（不同厂家的用法用量存在差异）。

12 岁以下儿童：按说明书减量（不同厂家的用法用量存在差异）。

【药动学特征】

主要经肾脏排泄，应根据肾功能不全的严重程度减量。

【禁忌证】

（1）青霉素皮试阳性反应者、对本品及其他青霉素类药物过敏者及传染性单核细胞增多症患者禁用。

（2）曾经出现过阿莫西林/克拉维酸钾相关胆汁淤积或肝功能损害的患者禁用。

【相互作用】

虽然尚无本品与别嘌呤醇合用的资料，但阿莫西林与别嘌呤醇合用可增加过敏性皮肤反应的可能性。

【不良反应】

常见腹泻、粪便变稀，腹泻与用药剂量较大有关。罕见可逆性白细胞减少症（包括中性粒细胞减少）和血小板减少。

【特殊人群】

孕妇及哺乳期妇女：属妊娠 B 类药物，孕妇权衡利弊使用。本药可通过胎盘屏障，在早产胎膜早破的研究中，有预防性使用本药使新生儿发生坏死性小肠结肠炎风险增加的报道。本药可随乳汁排泄，哺乳期妇女用药可能使乳儿出现过敏、腹泻、皮疹、念珠菌属感染等，故应慎用本药或用药期间暂停哺乳。

老年人：不调整剂量。

肾功能不全患者：肾小球滤过率<30mL/min 时慎用。

【注意事项】

对头孢菌素类药物过敏者及有哮喘、变应性鼻炎、荨麻疹等过敏性疾病史者，肝功能不全患者，哺乳期妇女慎用。

【用药监护】

进餐时服用本品，可减轻胃肠道不良反应。

2. 哌拉西林/他唑巴坦

【适应证及治疗目的】

合并细菌感染性疾病。

【常用规格】

注射用哌拉西林钠/他唑巴坦钠（8∶1，1.125g/支、2.25g/支、4.5g/支）。

【用法用量】

成人及 12 岁以上或体重＞40kg 的儿童：每次 4.5g 静脉滴注，每 8 小时 1 次（根据病情调整，一日剂量≤18g）。

≥9 月龄、体重≤40kg 的儿童：哌拉西林 100mg/他唑巴坦 12.5mg 每千克体重，每 8 小时 1 次。

2～9 月龄儿童：哌拉西林 80mg/他唑巴坦 10mg 每千克体重，每 8 小时 1 次。

肾功能不全患者：肌酐清除率≤20mL/min 的成人，每次 4.5g 静脉滴注，每 12 小时 1 次。

【药动学特征】

哌拉西林/他唑巴坦的半衰期为 0.7～1.2 小时，主要经肾排泄，肌酐清除率≤20mL/min 的患者，哌拉西林半衰期延长 2 倍，他唑巴坦半衰期延长 4 倍。血液透析可清除给药剂量的 30％～40％。肝硬化患者哌拉西林和他唑巴坦的半衰期分别延长 25％和 18％，不需要调整剂量。

【禁忌证】

禁用于对任何 β-内酰胺类抗生素（包括青霉素类和头孢菌素类）或 β-内酰胺酶抑制剂过敏的患者。

【不良反应】

常见腹泻、恶心、呕吐、皮疹。少见白细胞减少、中性粒细胞减少、血小板减少。罕见粒细胞缺乏症。

【特殊人群】

孕妇及哺乳期妇女：属妊娠 B 类药物，孕妇权衡利弊使用。哌拉西林在人乳中低浓度排泻，哺乳期妇女权衡利弊使用。

【注意事项】

由于化学性质不稳定，不应与只含碳酸氢钠的溶液同时使用。有出血因素的患者（本药可能增加出血风险）、婴幼儿、妊娠期妇女或计划妊娠的女性慎用。

【用药监护】

本品含钠，需要控制钠盐摄入量的患者使用本品时，应定期检查血清电解质；对于同时接受利尿药治疗的患者，要警惕发生低钾血症的可能。

3. 头孢曲松

【适应证及治疗目的】

合并细菌感染性疾病。

【常用规格】

注射用头孢曲松钠（0.25g、0.5g、1.0g、2.0g）。

【用法用量】

成人及 12 岁以上或体重≥50kg 的儿童：每次 2g，静脉滴注，每日 1 次（根据病情调整，一日剂量≤4g）。

新生儿（14 天以下）：20~50mg/kg，每日 1 次。

新生儿、婴儿及儿童（15 天至 12 岁）：20~80mg/kg，每日 1 次。婴儿及儿童细菌性脑膜炎：开始剂量 100mg/kg（不超过 4g），每日 2 次。一旦确认了致病菌及药敏试验结果，则可酌情减量。

肾功能不全患者：终末期前肾衰竭患者（肌酐清除率<10mL/min），每日本品用量不能超过 2g。

【药动学特征】

头孢曲松血浆蛋白结合率 95%，体内不代谢，50%~60%以原形经肾排泄，40%~50%经胆汁排泄。头孢曲松不能通过腹膜透析或血液透析清除，正在接受透析治疗的患者无须在透析后另加剂量。

【禁忌证】

（1）矫正胎龄不足 41 周（孕周＋实际年龄）的早产儿禁用。

（2）不得用于高胆红素血症新生儿。体外研究表明，头孢曲松能取代胆红素与血清白蛋白结合，导致这些患儿有可能发生胆红素脑病。

（3）如果新生儿（≤28 天）需要（或预期需要）使用含钙的静脉输液，包括含钙的静脉滴注营养液（如肠外营养液），则禁止使用本品，因为有产生头孢曲松－钙沉淀物的风险。

【相互作用】

本品在同一根输液管中与含钙溶液混合时可能产生头孢曲松－钙沉淀物。本品不应与含钙的静脉输液包括通过 Y 形接口连续滴注的含钙注射液（如肠外营养液）同时给药。但是，除了新生儿，其他患者可进行本品和含钙静脉输液的序贯给药，在两次输液之间必须用相容液体充分冲洗输液管。

【不良反应】

常见嗜酸性粒细胞增多、白细胞减少、血小板减少、腹泻、皮疹及肝酶升高。

【特殊人群】

孕妇及哺乳期妇女：属妊娠 B 类药物，孕妇权衡利弊使用。哺乳期妇女暂停哺乳。

肝功能不全患者：不调整剂量。

老年人：65 岁及以上老年人与较年轻患者用药的安全性和有效性无总体差异，但老年人用药易出现因维生素 K 缺乏而发生的出血倾向，故应慎用。

【注意事项】

新生儿的静脉用量输液时间应当超过 60 分钟，以降低发生胆红素脑病的潜在风险。

【用药监护】

有严重溶血性贫血包括死亡的病例报道。如果患者在进行头孢曲松治疗时出现贫血，诊断时应考虑是否为头孢菌素相关性贫血，并停用头孢曲松直到确定病因。

4. 美罗培南

【适应证及治疗目的】

合并细菌感染性疾病。

【常用规格】

注射用美罗培南（0.25g、0.5g、1.0g）。

【用法用量】

成人及 12 岁以上儿童：每次 1g，静脉滴注，每 8 小时 1 次（根据病情调整，一日剂量≤6g）。

3 个月~12 岁的儿童：每次 10~20mg/kg，静脉滴注，每 8 小时 1 次（体重超过 50kg 的儿童按成人剂量给药）。脑膜炎儿童每次 40mg/kg 静脉滴注，每 8 小时 1 次。

肾功能不全患者的用法用量如下：

肌酐清除率 （mL/min）	剂量	用药频率
26~50	1 个推荐剂量	q12h
10~25	1/2 个推荐剂量	q12h
<10	1/2 个推荐剂量	q24h

【药动学特征】

美罗培南半衰期为 1 小时，主要以原形经肾排泄，肌酐清除率≤50mL/min 的患者需要减量。

【禁忌证】

使用丙戊酸的患者禁用。

【相互作用】

碳青霉烯类与丙戊酸同时应用时，会使丙戊酸的血药浓度降低，导致癫痫再发作。可换用其他抗癫痫药（如左乙拉西坦、拉莫三嗪）规避这一相互作用。

【不良反应】

常见皮疹、腹泻、软便、恶心、呕吐、AST 升高、GPT 升高、ALP 升高以及嗜酸性粒细胞增多。

【特殊人群】

孕妇及哺乳期妇女：属妊娠 B 类药物，孕妇权衡利弊使用。哺乳期妇女暂停哺乳。

肝功能不全患者：不需要调整剂量。

【注意事项】

临床严格控制碳青霉烯类用药指征。碳青霉烯类主要用于：①多重耐药但对该类药物敏感的需氧革兰阴性杆菌所致严重感染，包括血液感染、肺炎、上尿路感染、中枢神经系统感染、腹腔感染等；②脆弱拟杆菌等厌氧菌与需氧菌混合感染的重症患者；③粒细胞缺乏症（粒缺）伴发热等病原菌尚未查明的免疫缺陷患者中重症感染的经验治疗；④耐碳青霉烯类肠杆菌科细菌（CRE）感染。

【用药监护】

在抗生素的使用过程中，可能导致轻微至危及生命的伪膜性结肠炎，对使用美罗培南后引起腹泻或腹痛加剧的患者，应确诊其是否为艰难梭菌引起的伪膜性结肠炎，同时也应认真考虑其他因素。

5. 氨曲南

【适应证及治疗目的】

合并细菌感染性疾病。

【常用规格】

注射用氨曲南（0.5g、1.0g、2.0g）。

【用法用量】

每次 2g，静脉滴注，每 8 小时 1 次（根据病情调整，一日剂量≤8g）。

肾功能不全患者的用法用量如下：

肌酐清除率（mL/min）	剂量
10~30	0.5g/次或1g/次
<10	0.25g/次或0.5g/次

9 个月及以上儿童：一次 30mg/kg，每 6 或 8 小时 1 次。最大日剂量为 120mg/kg。

【药动学特征】

氨曲南蛋白结合率为 40%～65%，给药后 60%～70%以原形随尿液排泄，半衰期为 1.5～2 小时，肾功能不全患者半衰期明显延长，肝功能不全患者则略有延长。

【不良反应】

静脉给药可发生静脉炎（如血栓性静脉炎），肌内注射可产生局部不适或肿块，二者的发生率分别约为 1.9% 和 2.4%。

【特殊人群】

孕妇及哺乳期妇女：动物生殖研究未发现生育损害、胚胎毒性、致畸作用证据，属妊娠 B 类药物，孕妇权衡利弊作用。乳汁中浓度不及血药浓度的 1%，哺乳期妇女暂停哺乳。

儿童：婴幼儿的安全性尚未确立，应慎用。但国外有 9 个月及以上儿童的推荐用法用量。

【用药监护】

本品适用于治疗敏感需氧革兰阴性菌所致的各种感染，或用于对 β-内酰胺类药物过敏患者的替代治疗。

6. 莫西沙星

【适应证及治疗目的】

合并细菌感染性疾病。

【常用规格】

盐酸莫西沙星片（0.4g）、盐酸莫西沙星氯化钠注射液（0.4g）。

【用法用量】

成人：每次 0.4g，每日 1 次。若使用静脉制剂，输液时间应为 90 分钟。

【药动学特征】

莫西沙星片在胃肠道吸收良好，绝对生物利用度为 90%，从静脉给药切换至口服时，无须调整剂量。高脂饮食不影响吸收。不经 CYP450 酶代谢，以葡萄糖苷酸和硫酸盐结合的形式进行代谢，大约 45% 以原型排出（尿液中约 20%，粪便中约 25%）。

【禁忌证】

（1）孕妇及哺乳期妇女、18 岁以下患者禁用本药全身制剂。

（2）重度肝功能受损的患者（Child-Pugh C 级）或转氨酶升高大于 5 倍正常值上限的患者禁用。

（3）有喹诺酮类药物治疗相关肌腱疾病病史的患者禁用。

（4）先天性或证明有获得性 QT 间期延长患者、电解质紊乱患者（尤其是未纠正的低钾血症患者）、有临床意义的心动过缓患者、有临床意义的心力衰竭并伴有左心室射血分数降低的患者、既往发生过有症状的心律失常的患者禁用，也不应与其他能延长 QT 间期的药物（如抗精神病药物和三环类抗抑郁药）同时使用。

【相互作用】

（1）喹诺酮类药物会与碱金属和过渡态金属阳离子以螯合物形式结合。喹诺酮类药物与含有铝、镁、硫酸铝、金属阳离子的口服抗酸药，或含有铁、锌的复合维生素同时使用，可能大大影响其吸收，导致血浆中的喹诺酮类药物浓度远低于预期。因此，应在使用这些药物至少 4 小时前或 8 小时后口服盐酸莫西沙星片。

（2）有限的资料表明，盐酸莫西沙星和其他有延长 QT 间期作用的药物联用时具有潜在药效学相互作用，避免与ⅠA 类和Ⅲ类抗心律失常药同时使用。

【不良反应】

罕见但致残或潜在不可逆转的严重不良反应包括肌腱炎和肌腱断裂、周围神经病变、中枢神经系统病症。罕见但严重的其他不良反应包括 QT 间期延长、对血糖的干扰、光敏感性/光毒性等。

【特殊人群】

孕妇及哺乳期妇女：禁用。

老年人：不需要调整剂量。

肝功能不全患者：轻、中度肝功能受损的患者（Child-Pugh A 级或 B 级）不需要调整剂量，重度肝功能受损的患者（Child-Pugh C 级）禁用。

肾功能不全患者（包括透析患者）：不需要调整剂量。

【注意事项】

医务人员应按照药品说明书的指导开具喹诺酮类药品处方，严格掌握适应证，详细了解禁忌证、注意事项、不良反应等信息，合理使用喹诺酮类药品。①避免使用：有肌腱疾病史或发生过肌腱炎和肌腱断裂的患者、重症肌无力患者、有周围神经病变病史的患者；②慎用：精神病患者或有精神性疾病病史的患者；③权衡利弊使用：已知或怀疑有中枢神经系统疾病的患者（如严重的脑动脉硬化、癫痫）或存在其他风险因素的患者（如有发作倾向或发作阈值降低）应在获益超过风险时使用。

【用药监护】

①血糖障碍主要发生于同时口服降糖药（如磺酰脲类药物）或使用胰岛素的老年患者。对于糖尿病患者，需更加注意监测血糖。②肝硬化患者使用盐酸莫西沙星时应监测心电图。③与含有铝、镁、硫酸铝、金属阳离子的口服抗酸药合用时，告知患者至少 4 小时前或 8 小时后再服盐酸莫西沙星片。

7. 阿奇霉素

【适应证及治疗目的】

合并细菌感染性疾病。

【常用规格】

阿奇霉素颗粒（0.1g、0.25g）。

【用法用量】

成人：第 1 日，0.5g 顿服，第 2～5 日，一日 0.25g 顿服；或一日 0.5g 顿服，连服 3 日。

儿童：①一般感染，第 1 日，按体重 10mg/kg 顿服，第 2～5 日，每日按 5mg/kg 顿服；②链球菌性咽炎，一日 10mg/kg 或 20mg/kg（≤500mg）顿服，连用 3 日；③急性中耳炎，口服，单次 30mg/kg。

进食可影响阿奇霉素的吸收，故需在饭前 1 小时或饭后 2 小时口服。

【药动学特征】

阿奇霉素蛋白结合率低（<15%），体内分布广泛，在各组织内浓度可达同期血药浓度的 10～100 倍，半衰期为 35～48 小时，主要经肝胆系统排泄。

【不良反应】

可见腹痛、腹泻（稀便）、上腹部不适、恶心、呕吐等胃肠道反应。

【特殊人群】

孕妇及哺乳期妇女：属妊娠 B 类药物，孕妇权衡利弊使用。哺乳期妇女慎用。

肾功能不全患者：按原治疗剂量应用。

【注意事项】

不宜与含铝或镁的抗酸药同时服用，含铝或镁的抗酸药可降低本品的血药峰浓度；必须合用时，本品应在服用上述药物前 1 小时或后 2 小时给予。

8. 万古霉素

【适应证及治疗目的】

合并细菌感染性疾病。

【常用规格】

注射用盐酸万古霉素（500mg，50 万 U；500mg＝50 万 U）。

【用法用量】

成人：每次 1g，静脉滴注，每 12 小时 1 次，根据肾功能、体重调整剂量。

儿童、婴儿：每天 40mg/kg，分 2～4 次静脉滴注，每次静脉滴注 60 分钟以上。

新生儿：每次 10～15mg/kg，出生 1 周内，每 12 小时 1 次，1 周龄至 1 月龄者，每 8 小时 1 次。

【药动学特征】

口服不吸收，蛋白结合率为 34%，90% 以上以原形经肾排泄。

【禁忌证】

因糖肽类抗生素、替考拉宁或氨基糖苷类抗生素所致耳聋及其他耳聋患者禁用（可使耳聋加重）。

【不良反应】

①肾毒性：少见急性肾功能不全、间质性肾炎，通常发生于老年患者、原本患有肾功能不全的患者，停用万古霉素后大部分患者的肾功能可恢复。②耳毒性：有报道使用万古霉素伴有听觉丧失的情况，这类患者大部分为肾功能失调者、预先已有听觉丧失者，或同时与其他耳毒性药品并用。

【特殊人群】

孕妇及哺乳期妇女：属妊娠 C 类药物，孕妇权衡利弊使用。哺乳期妇女避免给药，若必须给药，则应停止哺乳（本药可经乳汁排泄）。

肾功能不全患者：减量并在血药浓度监测下使用。

【注意事项】

快速推注或短时间内静脉滴注本药可使组胺释放，出现红人综合征（面部、颈躯干红斑性充血、瘙痒等）、低血压等不良反应，所以每次静脉滴注应在 60 分钟以上。

【用药监护】

①万古霉素用于耐药革兰阳性菌（包括 MRSA 或 MRCNS、氨苄西林耐药肠球菌属及青霉素耐药肺炎链球菌）所致的严重感染，或粒细胞缺乏症并高度怀疑革兰阳性菌感染的患者。②药物具一定肾毒性、耳毒性，用药期间应定期复查尿常规与肾功能，监测血药浓度，注意听力改变，必要时监测听力。③建议有条件的医疗机构，用药期间监测万古霉素血药浓度，第 5 剂给药前 30 分钟内测血药浓度，若浓度不达标，及时调整给药剂量，并重新监测稳态谷浓度。重症新型冠状病毒肺炎患者若发生血流动力学改变，可每周监测 2～3 次谷浓度；合并急性肾功能不全时，也可换用利奈唑胺。

9. 利奈唑胺

【适应证及治疗目的】

合并细菌感染性疾病。

【常用规格】

利奈唑胺片（600mg）、利奈唑胺葡萄糖注射液（600mg）。

【用法用量】

成人及 12 岁以上儿童：每次 600mg，口服或静脉滴注，每 12 小时 1 次。

儿童（刚出生至 11 岁）：出生未满 7 日的早产儿（孕龄未满 34 孕周）初始剂量为一次 10mg/kg，每 12 小时 1 次，疗程 10～14 天，当临床效果不佳时，考虑改为一次 10mg/kg，每 8 小时 1 次；出生 7 日及以上的新生儿，一次 10mg/kg，每 8 小时 1 次，疗程 10~14 天；11 岁及以下儿童，一次 10mg/kg，每 8 小时 1 次，疗程 10~14 天。

【药动学特征】

利奈唑胺吸收快速而完全，绝对生物利用度达 100%，蛋白结合率为 31%，约 30% 以原形、50% 以代谢产物形式经肾排泄。

【禁忌证】

（1）联用引起血压升高的潜在人群：高血压未控制的患者、甲状腺功能亢进患者、双相抑郁患者、分裂情感性精神障碍患者或处于急性意识模糊状态的患者。

（2）联用 5-羟色胺类药物的人群：联用 5-羟色胺再摄取抑制剂、三环类抗抑郁药、5-羟色胺受体激动剂（曲普坦类）、哌替啶或丁螺环酮的患者。

【相互作用】

利奈唑胺为可逆的、非选择性的单胺氧化酶抑制剂，所以，与肾上腺素能药物（如多巴胺、肾上腺素）或 5-羟色胺类药物（如 5-羟色胺再摄取抑制剂、三环类抗抑郁药、曲普坦类、哌替啶、安非他酮或丁螺环酮）有潜在的相互作用。

（1）肾上腺素能药物：如多巴胺、肾上腺素。建议这类药物起始小剂量给药，逐步调整至可达理想药效的水平。

（2）5-羟色胺类药物：如 5-羟色胺再摄取抑制剂、三环类抗抑郁药、5-羟色胺受体激动剂（曲普坦类）、哌替啶、安非他酮或丁螺环酮。当临床上利奈唑胺需与 5-羟色胺类药物合用时，应密切观察患者是否出现 5-羟色胺综合征的症状和体征，如认知障碍、高热、反射亢进和共济失调。如果出现了上述症状或体征，医师应考虑停用其中 1 种药物或 2 种药物均停用。

【不良反应】

常见腹泻、恶心、头痛。少见血小板减少，通常发生在用药疗程超过 2 周，停药随访阶段血小板计数可恢复至正常/基础水平。疗程超过最长推荐的 28 天时会增加严重贫血的发生率。

【特殊人群】

孕妇及哺乳期妇女：属妊娠 C 类药物，孕妇权衡利弊使用。哺乳期妇女权衡利弊使用。

老年人：不需要调整剂量。

儿童：不推荐本药经验性用于儿童中枢神经系统感染，但国外有儿童 MRSA 引起的脑脓肿、硬膜下积脓、硬脊膜外脓肿、脑膜炎、海绵窦或硬脑膜静脉窦、脓毒性血栓形成的推荐用法用量。

【用药监护】

①应每周监测接受利奈唑胺治疗的患者的全血细胞计数（包括血红蛋白水平、血小板计数、白细胞总数和分类计数），尤其是用药超过两周，或用药前已有贫血、粒细胞减少、血小板减少、骨髓抑制，或合并应用可降低血红蛋白水平、抑制白细胞计数、对血小板计数或功能产生不良影响、能导致骨髓抑制的其他药物，以及严重肾功能不全的患者。②对发生骨髓抑制或骨髓抑制恶化的患者应考虑停用利奈唑胺。

（三）抗真菌药物

对于重型与危重型患者，还需注意有无侵袭性肺真菌感染，酌情经验性或目标性抗真菌治疗。

1. 氟康唑

【适应证及治疗目的】

合并真菌感染性疾病。

【常用规格】

氟康唑胶囊（50mg、100mg、150mg）、氟康唑片（50mg、100mg、150mg）、氟康唑注射液（5mL：100mg、5mL：200mg、10mL：100mg）。

【用法用量】

成人：每次0.2~0.4g，口服或静脉滴注，每日1次。

儿童：①黏膜念珠菌病，4周以上的婴儿或儿童，推荐剂量为3mg/kg。为能迅速地达到稳态浓度，第一天可给予6mg/kg饱和剂量，疗程7~14天。②其他黏膜感染如食管炎、念珠菌尿以及非侵袭性念珠菌感染，疗程14~30天。③系统性念珠菌和隐球菌感染，根据疾病的严重程度，一日推荐剂量为6~12mg/kg，最大剂量一日600mg。小于2周的新生儿一次6mg/kg，但应每72小时给药一次。出生后3~4周的患儿，给予相同剂量，每48小时给药一次。

【药动学特征】

口服吸收良好，且不受食物、抗酸药、H_2受体阻滞剂的影响，空腹口服本品约可吸收给药量的90%。蛋白结合率低（11%~12%），半衰期为27~37小时，主要以原形自肾排泄（80%以上），尿液及皮肤中药物浓度约为血药浓度的10倍。

【相互作用】

（1）与异烟肼或利福平合用时，本品的浓度降低。

（2）本品与甲苯磺丁脲、氯磺丁脲和格列吡嗪等磺酰脲类降血糖药合用时，可使此类药物的血药浓度升高而可能导致低血糖，因此需监测血糖。

【不良反应】

常见消化道不良反应有恶心、呕吐、腹痛或腹泻等。肝毒性：治疗过程中可发生轻度一过性血清氨基转移酶升高，偶可出现肝毒性症状，尤其易发生于有严重基础疾病（如艾滋病和癌症）的患者。

【特殊人群】

孕妇及哺乳期妇女：属妊娠 C 类药物，孕妇禁用。哺乳期妇女暂停哺乳。

【用药监护】

①联合使用氟康唑和胺碘酮可能会增加 QT 间期延长的风险，如果必须联合使用，需谨慎。②接受氟康唑治疗并同服华法林治疗的患者，随着凝血酶原时间延长可发生出血性不良事件（皮下淤血、鼻衄、胃肠道出血、血尿和黑便），联合用药时应监测凝血酶原时间。

【注意事项】

①肾功能不全患者应慎用本品。已知酮康唑会引起肾上腺皮质功能不全。②肝功能不全患者应慎用氟康唑。使用过程中应密切监测肝功能异常的患者有无更严重的肝损害发生。③皮肤不良反应：偶有患者出现剥脱性皮肤反应，如Stevens—Johnson 综合征及中毒性表皮坏死松解症等。艾滋病患者更易对多种药物发生严重的皮肤反应。浅部真菌感染患者服用氟康唑后若出现皮疹，应停药。侵入性/系统性真菌感染患者若出现皮疹，应对其严密监测，一旦出现大疱性损害或多形性红斑，应立即停用氟康唑。罕见过敏性休克。④心血管系统不良反应：某些唑类抗真菌药包括氟康唑，与心电图中 QT 间期延长有关。

2. 伏立康唑

【适应证及治疗目的】

合并真菌感染性疾病。

【常用规格】

伏立康唑片（50mg、200mg）、注射用伏立康唑（100mg、200mg）。

【用法用量】

静脉制剂：

	成人及 12 岁以上儿童	2~12 岁儿童
负荷剂量 （第 1 个 24 小时以内）	6mg/kg/次，q12h	9mg/kg/次，q12h
维持剂量（24 小时以后）	4mg/kg/次，q12h	8mg/kg/次，q12h

口服制剂：

	成人及 12 岁以上儿童	2～12 岁儿童
负荷剂量 （第 1 个 24 小时以内）	400mg/次，q12h （体重＜40kg 者，200mg q12h）	未建议
维持剂量（24 小时以后）	200mg/次，q12h （体重＜40kg 者，100mg q12h）	9mg/kg/次 （≤350mg/次），q12h

【药动学特征】

由于口服片剂的生物利用度很高（96％），所以在有临床指征时静脉滴注和口服两种给药途径可以互换。食物可降低伏立康唑的吸收率，故应至少在饭前 1 小时或者饭后 1 小时后服用。

【禁忌证】

禁止联用利福平、卡马西平、苯巴比妥、特非那定、阿司咪唑、西沙必利、奎尼丁、麦角生物碱、西罗莫司等。

【相互作用】

（1）禁止合用的药物：利福平、卡马西平、苯巴比妥、特非那定、阿司咪唑、西沙必利、奎尼丁、麦角生物碱、西罗莫司等。

（2）调整剂量并加强监测的药物：环孢素、他克莫司、华法林、磺酰脲类降糖药、咪达唑仑、三唑仑等。

（3）无须调整剂量的药物：西咪替丁、雷尼替丁、强的松、麦考酚酸、奥美拉唑等。

【不良反应】

极常见视觉障碍。常见恶心、呕吐、肝功能异常、幻觉。罕见急性心力衰竭。与治疗有关的导致停药的主要不良反应包括肝功能异常、视觉障碍。

【特殊人群】

孕妇及哺乳期妇女：属妊娠 D 类药物，孕妇不宜使用。哺乳期妇女不宜使用。

【注意事项】

已有报道极少数使用本品的患者发生了心律失常（包括室性心律失常，如尖端扭转型室性心动过速）、心脏骤停和猝死，因此伴有心律失常危险因素的患者需慎用伏立康唑。

【用药监护】

①食物可降低伏立康唑的吸收率，故应至少在饭前 1 小时或者饭后 1 小时后服用。②使用伏立康唑治疗前或治疗期间应监测血电解质，如存在低钾血症、低镁血症和低钙血症等电解质紊乱应予以纠正。③建议有条件的医疗机构监测伏立康唑血药浓度，第 3～5 天给药前 30 分钟内测血药浓度，若浓度不达标，及时调

整给药剂量，并重新监测稳态谷浓度。

3. 卡泊芬净

【适应证及治疗目的】

合并真菌感染性疾病。

【常用规格】

注射用醋酸卡泊芬净（50mg）。

【用法用量】

成人：第1日单次70mg负荷剂量，随后每天单次50mg。

肝功能不全患者：轻度肝功能不全患者不调整剂量，中度肝功能不全患者维持剂量调整为35mg。

儿童：3个月至17岁儿童按体表面积给药，第1日单次给予负荷剂量70mg/m²，第2日给予维持剂量一次50mg/m²，一日一次，一日剂量不超过70mg。

【药动学特征】

蛋白结合率为97%，以代谢产物形式经肾排泄。

【不良反应】

可能出现由组胺介导的症状，包括皮疹、颜面肿胀、瘙痒、温暖感或支气管痉挛。

【特殊人群】

孕妇及哺乳期妇女：属妊娠C类药物，孕妇不宜使用。哺乳期妇女不宜使用。

儿童：3个月以下儿童用药的安全性和有效性尚不明确。

老年人：无须调整剂量。

肝功能不全患者：轻度肝功能不全患者不调整剂量，中度肝功能不全患者维持剂量调整为35mg。

肾功能不全患者：无须调整剂量。

【注意事项】

输注液需大约1小时的时间经静脉缓慢地输注。用药期间应定期监测肝功能。

【用药监护】

以原形经肾排泄率极低（1.4%），对下尿路感染无效。

（一）解痉平喘药物

1. 复方异丙托溴铵 （可必特）

【适应证及治疗目的】

本品适用于需要多种支气管扩张剂联合应用的患者，用于治疗气道阻塞性疾病有关的可逆性支气管痉挛。

【常用规格】

每小瓶 （2.5mL） 含异丙托溴铵 0.5mg 和硫酸沙丁胺醇 3mg。

【用法用量】

成人和 12 岁以上儿童：①急性发作，每次 2.5～5mL prn 雾化吸入；②维持治疗，每次 2.5mL，一日 3～4 次，雾化吸入。

【药动学特征】

气道局部用药，经口、全身给药异丙托溴铵生物利用度分别为 2%、7%～9%，终末半衰期约为 1.6 小时；沙丁胺醇经口吸入或口服经胃肠道给药可快速完全地吸收。

【禁忌证】

（1） 禁用于梗阻性肥厚型心肌病患者、快速心律失常患者。

（2） 禁用于对异丙托溴铵、沙丁胺醇或对阿托品及其衍生物过敏者。

【相互作用】

（1） 同时使用黄嘌呤衍生物、β肾上腺素能类药物和抗胆碱能类药物可增加不良反应。

（2） 与单胺氧化酶抑制剂或三环类抗抑郁药物联合使用时，应慎用 β_2 肾上腺素能受体激动剂。

【不良反应】

雾化后可能出现咳嗽、局部刺激感。吸入性气管痉挛较少见。易感患者可能出现头痛、眩晕、焦虑、心动过速、骨骼肌震颤和心悸等。

【特殊人群】

儿童：因缺少儿童用药资料，本品不适用于儿童。

【注意事项】

①极少数病例用药后可能会迅速发生过敏反应。②雾化溶液进入眼睛后可出现眼部并发症，一般停药可恢复。

【用药监护】

注意避免使眼睛接触到药液或气雾。特别提醒有青光眼倾向的患者应注意保护眼睛。

2. 特布他林雾化液 （博利康尼）

【适应证及治疗目的】

缓解支气管哮喘、慢性支气管炎、肺气肿及其他肺部疾病所合并的支气管痉挛。

【常用规格】

每小瓶 2mL：5mg。

【用法用量】

成人及 20kg 以上儿童：每次 5mg，一日 3 次，雾化吸入。

20kg 以下的儿童：每次 2.5mg，一日 4 次，雾化吸入。

【药动学特征】

气道局部用药，吸入后 5 分钟内起效，作用持续 6 小时。

【禁忌证】

禁用于对硫酸特布他林或处方中任一成分过敏者。

【相互作用】

特布他林为 β_2 受体激动剂，与卤化麻醉剂（麻醉前 6 小时停用特布他林）、β 受体阻滞剂和钾消耗剂（利尿剂、甲基黄嘌呤和糖皮质激素等）联用时应慎重。

【不良反应】

大多数不良反应报告是拟交感神经胺类的特性反应（如骨骼肌震颤等），一般在用药 1~2 周后逐渐消退。不良反应的程度与剂量相关。在使用推荐剂量时全身性不良反应的发生率低。

【特殊人群】

孕妇：属妊娠 B 类药物。

【注意事项】

严重的心血管疾病（如缺血性心脏病、快速性心律失常或重度心力衰竭）、未得到控制的甲状腺毒症、未经治疗的低钾血症及易患窄角型青光眼的患者应谨慎使用。

【用药监护】

①每一个单包装需要在打开后 24 小时内使用。②若意外进入眼睛，应用流

水冲洗眼睛。③使用过程中监测血钾水平、血糖水平。

3. 吸入用异丙托溴铵溶液 （爱全乐）

【适应证及治疗目的】

本品作为支气管扩张剂用于慢性阻塞性肺疾病（COPD），包括慢性支气管炎和肺气肿引起的支气管痉挛的维持治疗。

本品可与吸入性β受体激动剂合用以治疗慢性阻塞性肺疾病，包括慢性支气管炎和哮喘引起的急性支气管痉挛。

【常用规格】

每小瓶 2mL：500μg。

【用法用量】

成人和 12 岁以上儿童：①急性发作，每次 2.5mL prn 雾化吸入；②维持治疗，每次 2.5mL，一日 3~4 次，雾化吸入。

【药动学特征】

气道局部用药，终末半衰期约为 1.6 小时。

【禁忌证】

禁用于对异丙托溴铵溶液、阿托品或其衍生物过敏者。

【相互作用】

（1）不推荐本品和其他抗胆碱能药物长期合并用药。

（2）与β受体激动剂合用时，有窄角型青光眼病史的患者可能增加急性青光眼发作的危险。

【不良反应】

雾化后可能出现局部刺激症状，其他症状可能有头痛、咽喉刺激、咳嗽、口干、胃肠动力障碍、恶心和头晕等。

【特殊人群】

孕妇：属妊娠 B 类药物。

儿童：尚无 12 岁以下儿童应用本药的数据。

【注意事项】

①如果出现矛盾性支气管痉挛，应立即停用。②有窄角型青光眼倾向、已经存在尿道阻塞的患者应慎用。

【用药监护】

应注意避免药液或气雾进入眼睛。特别提醒有青光眼倾向的患者应注意保护眼睛。

4. 沙丁胺醇气雾剂 （万托林）

【适应证及治疗目的】

缓解哮喘或慢性阻塞性肺疾病（可逆性气道阻塞疾病）患者的支气管痉挛，以及预防运动诱发的急性哮喘，或其他过敏原诱发的支气管痉挛。

【常用规格】

100μg/揿。

【用法用量】

成人和儿童：1~2 揿/次，一日最多 4 次。

【药动学特征】

吸入给药起效快，5~15 分钟起效，半衰期约为 3.8 小时。

【禁忌证】

禁用于对沙丁胺醇过敏者。禁用于预防非复杂性早产或先兆性流产。

【相互作用】

一般不推荐沙丁胺醇和非选择性 β 受体阻滞剂合用。

【不良反应】

可能会造成骨骼肌的轻微震颤（双手常见），可能出现拟交感神经胺类的特性反应。

【特殊人群】

孕妇：属妊娠 C 类药物。

【注意事项】

若需增加给药频率或突然增加用药量才能缓解症状，表明患者病情恶化或对哮喘控制不当。

【用药监护】

①只有在医师的指导下方可增加用药剂量或用药频率。如果在先前有效的剂量下，症状缓解时间维持不足 3 小时，建议患者寻求医师的帮助，以增加其他必要的治疗措施。②运动员慎用。

5. 多索茶碱葡萄糖注射液

【适应证及治疗目的】

缓解支气管哮喘、喘息型慢性支气管炎及其他支气管痉挛引起的呼吸困难。

【常用规格】

每 100mL 含多索茶碱 0.3g 与葡萄糖 5g。

【用法用量】

每次 100mL（300mg），每日 1 次，缓慢静脉滴注。

【药动学特征】

据文献报道，慢性支气管炎患者，静脉注射多索茶碱100mg（注射时间>10分钟），血浆药物达峰时间（T_{max}）约为0.10小时，血药浓度峰值（C_{max}）约为2.50μg/mL，消除半衰期（$t_{1/2}$）约为1.83小时。药物能迅速分布到各体液和器官，总体清除率为（683.6±197.8）mL/min。

【禁忌证】

对多索茶碱或黄嘌呤衍生物类药物过敏者、急性心肌梗死患者及哺乳期妇女禁用。

【相互作用】

多索茶碱不得与其他黄嘌呤类药物同时使用。建议不要同时饮用含咖啡因的饮料及同时食用含咖啡因的食品。与麻黄素或其他肾上腺类药物同时使用时需慎重。

【不良反应】

使用黄嘌呤衍生物可能引起恶心、呕吐、上腹部疼痛、头痛、失眠、易怒、心动过速、期外收缩、呼吸急促、高血糖、蛋白尿等。此为中毒症状，此时应暂停用药，请医师诊断并监测血药浓度再决定下一步的处理。

【特殊人群】

孕妇及哺乳期妇女：孕妇慎用。哺乳期妇女禁用。

儿童和老年人：用药数据尚不明确。

【注意事项】

心脏病患者、高血压患者、严重血氧供应不足的患者、甲状腺功能亢进患者、慢性肺心病患者、心脏供血不足患者、心律失常患者、肝病患者、消化道溃疡患者、肾功能不全或合并感染的患者需慎用。

【用药监护】

静脉滴注速度不宜过快，一般应在45分钟以上。建议监测血药浓度。

6. 茶碱缓释片

【适应证及治疗目的】

适用于缓解支气管哮喘、喘息型支气管炎、阻塞性肺气肿等导致的喘息症状，也可用于心力衰竭时的喘息。

【常用规格】

0.1g/片。

【用法用量】

成人：每次0.1~0.2g，一日2次，口服，一日剂量不超过0.9g。

儿童：12岁以上儿童起始剂量为0.1~0.2g，一日2次，早晚用温开水送服。

【药动学特征】

口服易被吸收，血药浓度达峰时间为 4～7 小时，每日口服一次推荐剂量，体内茶碱血药浓度可维持在治疗范围（5～20μg/mL）达 12 小时，血药浓度相对较平稳。

【禁忌证】

对茶碱过敏的患者、活动性消化溃疡和未经控制的惊厥性疾病患者、对茶碱不能耐受的患者、未治愈的潜在癫痫患者、严重心功能不全患者及急性心肌梗死伴有血压降低者禁用。

【相互作用】

地尔硫䓬、维拉帕米、西咪替丁、大环内酯类药物（红霉素、罗红霉素、克拉霉素）、氟喹诺酮类药物（依诺沙星、环丙沙星、氧氟沙星、左氧氟沙星）、克林霉素、林可霉素、美西律、咖啡因或其他黄嘌呤类药物可增加本品血药浓度和毒性。苯巴比妥、苯妥英、利福平可诱导肝药酶，提高茶碱的肝清除率。

【不良反应】

茶碱的毒性常出现在血清浓度为 15～20μg/mL 时，特别是在治疗开始时，早期多见恶心、呕吐、易激动、失眠等，当血清浓度超过 20μg/mL 时，可出现心动过速、心律失常，当血清浓度超过 40μg/mL 时，可发生发热、失水、惊厥等，严重者甚至呼吸、心跳停止致死。

【特殊人群】

孕妇及哺乳期妇女：属妊娠 C 类药物，孕产妇及哺乳期妇女慎用。

儿童：新生儿慎用，12 岁以下儿童的用药安全性不确定。

老年人：55 岁以上者慎用。

【注意事项】

①本品不适用于哮喘持续状态或急性支气管痉挛发作的患者。②本品可致心律失常和（或）使原有的心律失常恶化，对患者心率和（或）节律的任何改变均应进行监测和研究。③低氧血症、高血压或者有消化道溃疡病史的患者慎用本品。

【用药监护】

①应定期监测血清茶碱浓度，以保证最大疗效而不发生血药浓度过高的危险。②定期监测心率、血压。

7. 孟鲁司特钠片（顺尔宁）

【适应证及治疗目的】

本品适用于 15 岁及以上成人哮喘的预防和长期治疗，包括预防白天和夜间的哮喘症状，治疗对阿司匹林敏感的哮喘患者以及预防运动诱发的支气管收缩。本品适用于减轻过敏性鼻炎引起的症状（15 岁及以上成人的季节性过敏性鼻炎和常年性过敏性鼻炎）。

孟鲁司特钠咀嚼片剂型可用于 2～14 岁儿童，适应证同上。

【常用规格】

10mg/片。

【用法用量】

成人：每次 10mg，每日 1 次，口服。

儿童：①1～5 岁儿童，一次 4mg，一日一次；②6～14 岁儿童，一次 5mg，一日一次；③15 岁及以上儿童，一次 10mg，一日一次。睡前服用。

【药动学特征】

口服吸收迅速而完全，成人口服 10mg 后，达峰时间约 3 小时，平均血浆半衰期为 2.7～5.5 小时。

【禁忌证】

对本品中任何成分过敏者禁用。

【相互作用】

本品与临床研究中广泛使用的常见处方药物联用，没有不良相互作用的临床证据。

【不良反应】

本品一般耐受性良好，不良反应轻微，通常不需要终止治疗。

【特殊人群】

孕妇：属妊娠 B 类药物。

儿童：2～14 岁儿童建议用咀嚼片，6 个月以下儿童尚无数据。

【注意事项】

①罕见的遗传性半乳糖不耐受、乳糖酶缺乏症或葡萄糖半乳糖吸收不良患者不能服用此药物。②已知对阿司匹林敏感的患者在服用本品时应继续避免使用阿司匹林或其他非甾体类抗炎药。

【用药监护】

口服本品治疗急性哮喘发作的疗效尚未确定，因此，不应用于治疗急性哮喘发作。应告知患者准备适当的抢救用药。

8. 沙美特罗替卡松粉吸入剂（舒利迭）

【适应证及治疗目的】

本品以联合用药形式（支气管扩张剂和吸入皮质激素），用于可逆性气道阻塞性疾病的规律治疗，包括成人和儿童哮喘。

（1）接受有效维持剂量的长效 β 受体激动剂和吸入型皮质激素治疗的患者。

（2）目前使用吸入型皮质激素治疗但仍有症状的患者。

（3）接受支气管扩张剂规律治疗但仍然需要吸入型皮质激素的患者。

注：本品 50μg/100μg 规格不适用于患有重度哮喘的成人和儿童。

【常用规格】

本品为复方制剂，其组分为沙美特罗（以昔萘酸盐形式）和丙酸氟替卡松。

每盒含沙美特罗 50μg 和丙酸氟替卡松 100μg。

每盒含沙美特罗 50μg 和丙酸氟替卡松 250μg。

每盒含沙美特罗 50μg 和丙酸氟替卡松 500μg。

【用法用量】

成人：每次 1 吸，bid，吸入。

儿童：①4 岁及以上儿童，每次 1 吸（50μg 沙美特罗和 100μg 丙酸氟替卡松），bid，吸入；②12 岁及以上儿童，每次 1 吸（50μg 沙美特罗和 100μg 丙酸氟替卡松），bid，吸入，或每次 1 吸（50μg 沙美特罗和 250μg 丙酸氟替卡松），bid，吸入。

【药动学特征】

在动物及人体内均无证据表明经吸入途径同时使用沙美特罗与丙酸氟替卡松会影响两成分各自的药代动力学。因此从药代动力学的角度来说，两种成分可以分开考虑。

【禁忌证】

（1）对本品中任何活性成分或赋形剂过敏者禁用。

（2）本品中含乳糖，对乳糖及牛奶过敏的患者禁用本品。

【相互作用】

酮康唑和沙美特罗合用时，会导致血浆中沙美特罗的暴露量明显增加，这可能引起心电图 QTc 间期延长。

【不良反应】

常见口咽部念珠菌病、肺炎、头痛、声嘶、发音困难、肌肉痉挛、关节痛等。

【特殊人群】

孕妇及哺乳期妇女：缺乏相关资料，慎用。

儿童：口腔吸入糖皮质激素可能导致儿童和青少年生长速度减慢，故应调整药物剂量至最低有效量并监测生长速度。4 岁以下儿童用药的安全性和有效性尚不明确。

老年人：老年人服药与成人无异。

肾功能不全患者：无须调整剂量。

【注意事项】

①本品不适用于缓解哮喘急性发作。②如明确有以下疾病，应谨慎使用吸入

型糖皮质激素：未治疗的全身性真菌、细菌、病毒或寄生虫感染及眼部单纯疱疹。③对拟交感胺类药物有异常反应的患者慎用。④运动员慎用。⑤吸入药物后，请用清水漱口。

【用药监护】

①每次吸药后，请用清水漱口，以降低出现真菌性口咽炎的可能性。②注意沙美特罗替卡松粉吸入剂（舒利迭）有 3 种规格。③应正确使用吸入装置。

9. 布地奈德福莫特罗粉吸入剂 （信必可）

【适应证及治疗目的】

本品适用于需要联合应用吸入皮质激素和长效 β_2 受体激动剂的哮喘患者的常规治疗：吸入皮质激素和"按需"使用短效 β_2 受体激动剂不能很好地控制症状的患者；或应用吸入皮质激素和长效 β_2 受体激动剂，症状已得到良好控制的患者。

注意：本品（80μg/吸和 4.5μg/吸）不适用于严重哮喘患者。

【常用规格】

本品为复方制剂，其组分为：①布地奈德（80μg/吸）和富马酸福莫特罗（4.5μg/吸）；②布地奈德（160μg/吸）和富马酸福莫特罗（4.5μg/吸）。

【用法用量】

维持治疗的用法用量如下。

成人（18 岁及以上）：1～2 吸/次，一日 2 次，必要时可增至 4 吸/次，一日 2 次。

青少年（12～17 岁）：1～2 吸/次，一日 2 次。

儿童（6 岁及以上）：2 吸/次，一日 2 次。

【药动学特征】

本品及相应的单剂产品布地奈德和福莫特罗分别全身给药是生物等效的。尽管如此，和单药相比，皮质醇抑制风险在使用本品的患者中有轻微增加。这种差别被认为对临床安全性没有影响。

【禁忌证】

对布地奈德、福莫特罗或吸入乳糖（含少量牛乳蛋白质）过敏的患者禁用。

【相互作用】

CYP3A4 的强抑制剂（如酮康唑、伊曲康唑、伏立康唑、泊沙康唑、克拉霉素、泰利霉素、奈法唑酮和 HIV 蛋白酶抑制剂）会显著增加布地奈德的血药浓度，应避免合并使用。如果必须合并使用抑制剂和布地奈德，两药使用的间隔时间应尽量长。

【不良反应】

常见震颤、心悸、口咽部念珠菌感染等。

【注意事项】

①严禁对着吸嘴呼气。每次用完后应盖好盖子。请勿拆装都保装置的任何部分。②每日总剂量通常不超过 8 吸。③12 岁以下的儿童不推荐使用本品用于缓解治疗。

【用药监护】

①每次吸药后，请用清水漱口，以降低出现真菌性口咽炎的可能性。②注意信必可有 2 种规格。③应正确使用吸入装置。④请定期（每周一次）用干纸巾擦拭吸嘴。严禁用水或液体冲洗吸嘴外部。

10. 乌美溴铵维兰特罗吸入粉雾剂 （欧乐欣）

【适应证及治疗目的】

本品具有长效支气管扩张作用，适用于慢性阻塞性肺疾病的长期维持治疗，每日 1 次，用于缓解慢性阻塞性肺疾病患者的症状。

【常用规格】

30 吸（每吸 62.5μg/25μg）。

【用法用量】

每次 1 吸（62.5μg/25μg），每日 1 次，吸入。

【药动学特征】

当通过吸入途径联合使用乌美溴铵和维兰特罗时，各组分的药代动力学与各活性物质单独给药时的药代动力学相似。因此，可单独考虑各组分的药代动力学。

【禁忌证】

（1）对本品中的活性成分或任一辅料过敏的患者禁用。

（2）严重乳蛋白过敏的患者禁用。

（3）本品禁用于治疗哮喘。

【相互作用】

（1）不推荐与其他长效毒蕈碱拮抗剂、长效 β_2 肾上腺素激动剂或含有其中一种成分的制剂合用。

（2）酮康唑、克拉霉素、伊曲康唑、利托那韦、泰利霉素也许会抑制维兰特罗的代谢。

（3）与甲基黄嘌呤衍生物、类固醇或非保钾利尿剂合用治疗低钾血症时可能增加 β_2 肾上腺素受体激动剂的低血钾作用，因此应慎用。

【不良反应】

常见头痛、咳嗽、口咽疼痛、便秘、口干和感染等。

【特殊人群】

孕妇及哺乳期妇女：孕妇不宜使用。哺乳期妇女慎用。

儿童：本品不适用于儿童及青少年。

【注意事项】

①不建议在慢性阻塞性肺疾病急速恶化或可能危及生命的发作期间使用，禁用于缓解急性症状。②本药用药频率和剂量不得超过推荐值。③维兰特罗可引起部分患者出现临床显著的心血管不良反应，表现为脉率、舒张压和收缩压增加，或症状加重。如果出现此类影响应停用。④闭角型青光眼恶化、尿潴留恶化患者慎用。⑤禁用于哮喘患者。

【用药监护】

①每次吸药后，请用清水漱口，以降低出现真菌性口咽炎的可能性。②本品应在每天同一时间给药，每日 1 次，以维持支气管扩张作用。③用药期间应监测血钾、血糖。

11. 噻托溴铵粉吸入剂 （思力华）

【适应证及治疗目的】

本品适用于慢性阻塞性肺疾病的维持治疗，包括慢性支气管炎和肺气肿，伴随性呼吸困难的维持治疗及急性发作的预防。

【常用规格】

每吸 18μg。

【用法用量】

每次 1 吸，每日 1 次。

【药动学特征】

吸入后 5～7 分钟达峰浓度，有效半衰期为 27～45 小时。

【禁忌证】

禁用于对噻托溴铵、阿托品或其衍生物，如异丙托溴铵或氧托溴铵，或对含有牛奶蛋白的辅料——水乳糖过敏的患者。

【相互作用】

避免将本品与其他含有抗胆碱能药物的制剂合并使用。

【不良反应】

常见口干和其他与抗胆碱能效应有关的不良反应。

【特殊人群】

尚没有儿科患者应用噻托溴铵的经验。因此年龄小于 18 岁的患者不推荐使用本品。

【注意事项】

①不可作为急救用药。②慎用于伴有窄角型青光眼、尿潴留的患者。③中到重度肾功能不全患者（肌酐清除率≤50mL/min）应用本品治疗时，应密切监测抗胆碱能不良反应。

【用药监护】

①不应超过推荐剂量使用。噻托溴铵胶囊不得吞服。②抗胆碱能效应的作用可随年龄增高而增强。③用药期间应监测患者肾功能。

（二）祛痰药物

1. 氨溴索片

【适应证及治疗目的】

本品适用于痰液黏稠而不易咳出者。

【常用规格】

30mg/片。

【用法用量】

口服。

成人：一次 1~2 片，一日 3 次，饭后服。

儿童：①分散片，一日 1.2~1.6mg/kg。②泡腾片，6~12 岁儿童，一次 30mg，一日 2~3 次。③咀嚼片，2 岁以下儿童，一次 7.5mg，一日 2 次；2~5 岁儿童，一次 7.5mg，一日 3 次；6~12 岁儿童，一次 15mg，一日 2~3 次。

【禁忌证】

已知对盐酸氨溴索或本品其他成分过敏者不宜使用。

【相互作用】

本品与阿莫西林、头孢呋辛、红霉素、强力霉素同时服用，可导致抗生素在肺组织浓度升高。

【不良反应】

偶见皮疹、恶心、胃部不适、食欲缺乏、腹痛、腹泻。

【特殊人群】

孕妇及哺乳期妇女慎用。

【注意事项】

过敏体质患者慎用。

【用药监护】

本品为一种黏液调节剂，仅对咳痰症状有一定作用，在使用时应注意咳嗽、咳痰的原因，如使用 7 日后未见好转，应及时就医。

2. 氨溴索注射液

【适应证及治疗目的】

本品适用于伴有痰液分泌不正常及排痰功能不良的急、慢性肺部疾病，如慢性支气管炎急性加重、喘息型支气管炎及支气管哮喘的祛痰治疗，手术后肺部并发症的预防性治疗，早产儿及新生儿的婴儿呼吸窘迫综合征（IRDS）的治疗。

【常用规格】

1 安瓿 2mL：15mg。

【用法用量】

预防治疗的用法用量如下。

成人及 12 岁以上儿童：每天 2～3 次，每次 1 安瓿，慢速静脉输注；严重病例可以增至每次 2 安瓿。

6～12 岁儿童：每天 2～3 次，每次 1 安瓿。

2～6 岁儿童：每天 3 次，每次 1/2 安瓿。

2 岁以下儿童：每天 2 次，每次 1/2 安瓿。

以上均为慢速静脉输注。

治疗婴儿呼吸窘迫综合征的用法用量如下。

每日用药总量以婴儿体重计算，30mg/kg，分 4 次给药。应使用注射器泵给药，静脉注射时间至少 5 分钟。

【药动学特征】

血浆半衰期为 10 小时。

【禁忌证】

已知对盐酸氨溴索或其他配方成分过敏者禁用。

【相互作用】

与抗生素协同治疗（如阿莫西林、头孢呋辛、红霉素、强力霉素等）可导致抗生素在肺组织浓度升高。

【不良反应】

偶见过敏、头痛、心动过速及胃肠道反应。

【特殊人群】

无医护人员指导监管，禁用于 2 岁以下儿童。孕妇及哺乳期妇女不推荐使用。

【注意事项】

①该品种在上市后安全性监测中有严重过敏性休克的报告，故特殊人群以及有过敏史和高敏状态（如支气管哮喘等气道高反应）的患者应慎用本品。用药后如出现过敏反应须立即停药，并根据反应的严重程度给予对症治疗。一旦出现过敏性休克，应立即给予急救。②以下情况慎用本品：肾功能受损或重度肝病患者、胃溃疡患者、支气管纤毛运动功能受阻及呼吸道出现大量分泌物的患者（如恶性纤毛综合征患者等，可能有出现分泌物阻塞气道的危险）、青光眼患者。

【用药监护】

①本品禁止与其他药物在同一容器内混合。②若静脉用药时注射速度过快，极少数患者可能会出现头痛、疲劳、下肢沉重等感觉。

3. 乙酰半胱氨酸泡腾片

【适应证及治疗目的】

本品用于治疗分泌大量浓稠痰液的慢性阻塞性肺疾病、慢性支气管炎、肺气肿等慢性呼吸系统感染疾病。

【常用规格】

0.6g/片。

【用法用量】

成人：每次 0.6g（每次 1 片），每日 1～2 次，或遵医嘱。

儿童：建议使用颗粒剂，一次 0.1g，一日 2～4 次。

【药动学特征】

2～3 小时后血药浓度达峰值。

【禁忌证】

（1）对乙酰半胱氨酸过敏者禁用。

（2）本品含有阿司帕坦，苯丙酮酸尿症患者禁用。

【相互作用】

（1）活性炭可能降低乙酰半胱氨酸的疗效。

（2）不建议乙酰半胱氨酸与其他药物同时溶解。

（3）本品与硝酸甘油合用会导致明显的低血压并增强颞动脉扩张。

【不良反应】

本品对呼吸道黏膜有刺激作用，故有时引起呛咳或支气管痉挛。本品水溶液中有硫化氢的臭味，部分患者可发生恶心、呕吐、流涕、胃炎等。偶可引起咯血。

【特殊人群】

孕妇及哺乳期妇女：缺乏相关资料，慎用。

儿童：不适用于儿童。

老年人：老年人服药与成人无异。

【注意事项】

消化道溃疡患者应在医师的指导下使用；使用过程中若出现支气管痉挛，应立即停药。

【用药监护】

乙酰半胱氨酸给药（主要在治疗初期）可液化支气管的分泌物并增加分泌物容量。如果患者不能有效咳出痰，应进行体位引流和支气管抽吸。

4. 吸入用乙酰半胱氨酸溶液

【适应证及治疗目的】

治疗浓稠黏液分泌物过多的呼吸道疾病，如急性支气管炎、慢性支气管炎及病情恶化者、肺气肿、黏稠物阻塞症以及支气管扩张。

【常用规格】

每支 3mL：0.3g。

【用法用量】

每次 3mL，每天 1~2 次，雾化吸入。成人和儿童的使用剂量一致。

【禁忌证】

对乙酰半胱氨酸过敏者禁用。

【相互作用】

（1）由于乙酰半胱氨酸和某些抗生素有不相容现象，在这种情况下，本品应与抗生素分开使用。

（2）本品与硝酸甘油合用会导致明显的低血压并增强颞动脉扩张。

【不良反应】

喷雾药液对鼻咽和胃肠道有刺激，可出现鼻溢液口腔炎、恶心和呕吐等。

【特殊人群】

孕妇及哺乳期妇女：缺乏相关资料，慎用。

儿童：儿童和成人的使用剂量一致。

老年人：老年人用药与成人无异。

【注意事项】

①如果患者不能正确排痰，应做体位引流或通过支气管内吸痰方式将分泌物排出，以避免分泌物潴留阻塞气道。②开启安瓿时虽可闻到硫磺味，但不影响产品质量。用于喷雾吸入治疗或放入喷雾器中贮存，药液可呈粉红色，但不影响本品的疗效和安全性。③喷雾吸入治疗时应采用塑胶或玻璃制喷雾器。胃溃疡或有胃溃疡病史的患者，尤其是当与其他对胃黏膜有刺激作用的药物合用时，需谨慎。

【用药监护】

安瓿开启后应立即使用，开启安瓿的药液应放置在冰箱内，并在 24 小时内使用。对于先前开启安瓿的药液不得给患者使用。

5. 福多司坦片

【适应证及治疗目的】

本品用于支气管哮喘、慢性喘息性支气管炎、支气管扩张、肺结核、尘肺、慢性阻塞性肺气肿、非典型分枝杆菌病、肺炎、弥漫性支气管炎等呼吸道疾病的祛痰治疗。

【常用规格】

0.2g/片。

【用法用量】

每次 0.4g，一日 3 次，餐后服用。

【药动学特征】

空腹服用后，半衰期为（2.6±0.6）小时，达峰时间为（0.42±0.13）小时。

【不良反应】

常见不良反应包括消化系统不良反应、肝酶上升等。

【注意事项】

①本品可能导致肝功能损害患者的肝功能进一步恶化。②据报道，本品的同类药可对心功能不全患者产生不良影响。

【特殊人群】

孕妇及哺乳期妇女：孕妇使用本药前应权衡利弊。哺乳期妇女使用本药时应停止哺乳。

儿童：使用本药的安全性和有效性尚不明确。

老年人：老年人因生理功能低下，故应减少本药用量。

【用药监护】

用药期间注意监测肝功能。

（三）镇咳药物

1. 复方磷酸可待因口服溶液

【适应证及治疗目的】

本品用于治疗伤风、流感、上呼吸道感染、咽喉及支气管刺激所引起的咳嗽、痰多咳嗽、干咳、敏感性咳，因感冒、枯草热、过敏性鼻炎引起的流涕、流泪、打喷嚏、鼻塞和咽喉发痒。

【常用规格】

150mL/瓶，本品为复方制剂，其组分为：每 5mL 含马来酸溴苯那敏 2.0mg、磷酸可待因 4.5mg、盐酸麻黄碱 5.0mg、愈创木酚甘油醚 100.0mg。

【用法用量】

口服，成人一次服 10mL，一日 3 次，睡前服 20mL。

【禁忌证】

有严重高血压、冠心病或正服用单胺氧化酶抑制剂的患者禁用本品；对抗组胺药、愈创木酚甘油醚、磷酸可待因或拟交感胺类药物过敏者，不宜服用。

【相互作用】

不宜与单胺氧化酶抑制剂同时服用，停服此类药物两星期后方可服用本品。

【不良反应】

不良反应包括胃肠不适、腹痛、便秘、恶心、呕吐、口干、嗜睡及头晕等。

【特殊人群】

18 岁以下青少年和儿童禁用本品（国家药品监督管理局公告 2018 年第 63 号）。

【注意事项】

操作机械或驾驶时需慎用本品。有严重肝肾功能损害者，需调整剂量。

2. 复方甘草口服液

【适应证及治疗目的】

本品用于上呼吸道感染、支气管炎和感冒时所产生的咳嗽及咳痰不爽。

【常用规格】

100mL/瓶，本品为复方制剂，其组分为：每 10mL 含甘草流浸膏 1.2mL、复方樟脑酊 1.8mL（樟脑 5.4mg、阿片酊 0.09mL、八角茴香油 0.0054mL、苯甲酸 9mg）、甘油 1.2mL、愈创甘油醚 0.05g、浓氨溶液适量。

【用法用量】

口服，每次 5～10mL，一日 3 次。

【禁忌证】

（1）孕妇及哺乳期妇女禁用。

（2）对本品任一成分过敏者禁用。

（3）对乙醇（酒精）过敏者禁用。

【相互作用】

服用本品时注意避免同时服用强力镇咳药。

【不良反应】

不良反应包括口干、恶心、呕吐、腹胀、腹痛、腹泻、便秘、潮红、心悸、血压升高、过敏等。

【特殊人群】

孕妇及哺乳期妇女：禁用。

儿童：缺乏相关资料，慎用。

老年人：尚不明确。

【注意事项】

支气管哮喘、慢性阻塞性肺疾病、呼吸抑制、胃炎及消化性溃疡患者慎用。运动员慎用。

【用药监护】

①因本品含有乙醇（酒精），服用本品后不得操作机械及驾驶车辆，并应避免同时应用头孢类或易产生双硫仑样反应的药物。②高血压患者服用本品期间应注意监测血压。

3. 复方甲氧那敏胶囊

【适应证及治疗目的】

本品用于支气管哮喘和喘息性支气管炎，以及其他呼吸系统疾病引起的咳嗽、咳痰、喘息等症状的治疗。

【常用规格】

本品为复方制剂，其组分为（每粒胶囊中含）：盐酸甲氧那明 12.5mg、那可丁 7mg、氨茶碱 25mg、马来酸氯苯那敏 2mg。

【用法用量】

15 岁及以上：1 日 3 次，每次 2 粒，饭后口服。

8 岁以上 15 岁以下：1 日 3 次，每次 1 粒。

可根据年龄与病情做适当的增减。

【禁忌证】

哺乳期妇女禁用。哮喘危象、严重心血管疾病患者禁用。未满 8 岁的婴幼儿禁用。

【相互作用】

请勿与其他镇咳祛痰药、抗感冒药、抗组胺药、镇静药等联合使用。注意成分重复。

【不良反应】

偶有皮疹，皮肤发红、瘙痒，恶心、呕吐，食欲不振，眩晕，心悸及排尿困难，停药后症状消失。本品上市后有头晕、嗜睡、口干或乏力的报道。

【特殊人群】

哺乳期妇女：禁用。

儿童：未满 8 岁的婴幼儿禁用。

【注意事项】

①有心脏疾病、高血压或高龄者，青光眼、甲状腺功能亢进、排尿困难者及正在接受治疗者需遵医嘱服用。②服用本品后，有时会引起困倦，故不要驾驶或操作机械。③发热中的儿童及有痉挛史的儿童应在医师的指导下服用本品。

【用药监护】

出现皮疹、发红、呕吐、食欲不振、眩晕、排尿困难等症状时，应停止服药并请教医师。

（一）微生态制剂

1. 双歧杆菌乳杆菌三联活菌片

【适应证及治疗目的】

本品用于维持肠道微生态，治疗消化不良。

【常用规格】

0.5g/片。

【用法用量】

口服：1次4片，一日2~3次。温开水或牛奶冲服。

根据年龄酌减：6个月内婴儿一次1片，一日2~3次；6个月至3岁小儿一次2片，一日2~3次；3岁至12岁小儿一次3片，一日2~3次。

【药动学特征】

无相关资料。

【禁忌证】

对微生态制剂过敏者禁用。

【相互作用】

本品对青霉素、氨苄青霉素、氯洁霉素、先锋霉素等敏感，如同时使用请错开用药时间。

【不良反应】

未见明显不良反应。

【特殊人群】

孕妇及哺乳期妇女：缺乏相关资料，慎用。

儿童：婴幼儿可将药片碾碎后溶于温牛奶送服。

老年人：老年人服药与成人无异。

肝功能不全患者：无特殊。

肾功能不全患者：无特殊。

【注意事项】

贮藏：需冷藏保存。

【用药监护】

监测患者体征。

2. 枯草杆菌二联活菌肠溶胶囊 （美常安）

【适应证及治疗目的】

本品用于维持肠道微生态，治疗消化不良。

【常用规格】

250mg/粒。

【用法用量】

12 岁以上儿童及成人：口服，一次 1～2 粒，一日 2～3 次。

【药动学特征】

本品直接补充肠道的正常生理菌群。

【禁忌证】

对微生态制剂过敏者禁用。

【相互作用】

避免与抗菌药物同时使用。

【不良反应】

偶可见恶心、头痛、头晕、心慌等。

【特殊人群】

12 岁以下儿童可服用枯草杆菌二联活菌颗粒（妈咪爱）。

【注意事项】

贮藏：常温干燥避光保存。

【用药监护】

监测患者体征。

3. 枯草杆菌二联活菌颗粒 （妈咪爱）

【适应证及治疗目的】

本品用于维持肠道微生态，治疗消化不良，食欲不振，营养不良，肠道菌群紊乱引起的腹泻、便秘、腹胀，肠道内异常发酵，肠炎，使用抗生素引起的肠粘膜损伤等。

【常用规格】

复方制剂，每袋 1g。

【用法用量】

2 岁以下：1g（1 袋），1～2 次/天。

2 岁以上：1～2g（1～2 袋），1～2 次/天。

注意：用 40℃ 以下温开水或牛奶冲服。

【药动学特征】

本品直接补充肠道的正常生理菌群。

【禁忌证】

对本品过敏者禁用。

【相互作用】

不可同抗菌药物同时服用，至少间隔 2 小时。

【不良反应】

罕见腹泻。

【特殊人群】

无特殊。

【注意事项】

（1）本品不宜置于高温处，溶解时水温不超过 40℃。

（2）服用时注意避免呛咳。

【用药监护】

监测患者大便情况。

（二）泻药与止泻药

1. 蒙脱石散

【适应证及治疗目的】

本品用于治疗腹泻。

【常用规格】

3g/包。

【用法用量】

成人：每次 1 袋（3g），一日 3 次。

儿童：1 岁以下儿童每日 1 袋，分 3 次服；1～2 岁儿童每日 1～2 袋，分 3 次服；2 岁以上儿童每日 2～3 袋，分 3 次服。

服用时将本品倒入半杯温开水（约 50mL）中混匀快速服完。治疗急性腹泻时首次剂量应加倍。

【药动学特征】

本药不进入血液循环。

【禁忌证】

尚不明确。

【相互作用】

与其他口服药物同时使用，可导致其他药物因吸附作用而吸收减少影响疗效，建议与其他药物间隔使用。

【不良反应】

偶见便秘、大便干结。

【特殊人群】

孕妇及哺乳期妇女：可安全服用。

儿童：可安全服用本药，但需注意过量引起便秘。

老年人：可安全服用。

【注意事项】

治疗急性腹泻时应注意纠正脱水。

【用药监护】

①监测患者腹泻次数，及时调整药物用量。②与其他口服药物间隔 1~2 小时服用。③监测患者水电解质水平。

2. 乳果糖口服溶液

【适应证及治疗目的】

本品用于治疗便秘。

【常用规格】

15mL/袋。

【用法用量】

成人：10~15mL，每日 30mL。

7~14 岁儿童：10~15mL/d。

1~6 岁儿童：5~10mL/d。

婴儿：每日 5mL。

【药动学特征】

本药不被人体吸收，服用后 1~2 天起效。

【禁忌证】

（1）阑尾炎、肠梗阻、不明原因的腹痛患者禁用。

（2）对乳果糖及其组分过敏者禁用。

（3）半乳糖或果糖不耐受、乳糖酶缺乏、半乳糖血症/半乳糖吸收不良综合征的患者禁用。

【相互作用】

①乳果糖可能增强由其他药品所导致的钾流失（如噻嗪类、皮质类固醇和两性霉素 B)。合并使用强心甙类药物时可能增强由缺钾所导致的强心甙作用。

②可导致结肠 pH 值下降，故可能导致结肠 pH 值依赖性药物失活（如5－ASA）。

【不良反应】

乳果糖不被吸收，剂量过大可引起腹部不适、胃肠胀气、厌食、恶心、呕吐及腹泻等（治疗初期容易发生）。

【特殊人群】

孕妇及哺乳期妇女：属妊娠 B 类药物，妇女及哺乳期妇女请权衡利弊使用。

儿童：慎用。

老年人：慎用。

【注意事项】

①使用时应注意调整剂量，避免出现剧烈腹泻。②妊娠期前 3 个月慎用。③对本品过敏者禁用，过敏体质者慎用。④患有罕见的常染色体隐性果糖不耐受的婴儿和较小儿童应慎用乳果糖。应考虑到缓泻剂治疗期间排便反射可能会受到干扰。⑤可随水或果汁一起服用，为帮助缓解便秘，每天至少喝6～8 杯（2000mL 左右）水，并经常运动和摄取高纤维食物（如水果）。

【用药监护】

①监测患者大便情况，及时调整药物用量。②监测患者是否出现腹胀等不良反应，及时调整用药。③糖尿病患者监测血糖水平。

3. 聚乙二醇 4000 散

【适应证及治疗目的】

本品用于成人及 8 岁以上儿童治疗便秘。

【常用规格】

10g/袋。

【用法用量】

成人和 8 岁以上儿童（包括 8 岁）：每次 1 袋，每日 1～2 次；或每日 2 袋，一次顿服。每袋内容物溶于一杯水（至少 50mL）中服用。

每日剂量应根据患者服用后的临床效果进行调整，从隔日 1 袋（尤其是儿童）到每日 2 袋不等。服用聚乙二醇 4000 散后 24～48 小时显效。

【药动学特征】

药动学研究资料显示，聚乙二醇 4000 散被口服后，既不被消化道吸收，也不参与生物转化。

【禁忌证】

严重的炎症性肠病（如溃疡性结肠炎、克罗恩病）或中毒性巨结肠患者，消化道穿孔或有消化道穿孔危险的患者，肠梗阻、疑似肠梗阻或症状性狭窄患者，不明原因的腹痛患者，以及已知对聚乙二醇或赋形剂的某一成分过敏者禁用。

【相互作用】

一般来讲，最好与其他药物间隔较长一段时间服用（至少 2 小时）。

【不良反应】

成人常见腹痛、腹胀、腹泻、恶心。儿童常见腹痛、腹泻。

【特殊人群】

孕妇及哺乳期妇女：属妊娠 C 类药物，由于基本不会进入血液循环，本药可以在妊娠及哺乳期使用。

儿童：缺乏 8 岁以下儿童使用该药的临床数据。

【注意事项】

本品不含显著量的糖或多元醇，可以用于糖尿病或需要无乳糖饮食的患者。

【用药监护】

该药属于渗透性泻药，这类药物口服后在肠道内形成高渗状态，保持甚至增加肠道水分，使粪便体积增加，同时刺激肠道蠕动，促进排便，适用于轻度和中度便秘患者。

（三）胃肠动力药

1. 盐酸消旋山莨菪碱注射液 （654－2）

【适应证及治疗目的】

本品用于解痉止痛，以及急性微循环障碍及有机磷中毒。

【常用规格】

10mg/支。

【用法用量】

常用量如下。

成人：每次肌内注射 5～10mg（0.5～1 支）。

儿童：0.1～0.2mg/kg，每日 1～2 次。

抗休克及有机磷中毒用量如下。

静脉注射，成人每次 10～40mg（1～4 支），小儿每次小儿每次 0.3～2mg/kg，必要时每隔 10～30 分钟重复给药，也可增加剂量。病情好转后应逐渐延长给药间隔，至停药。

【药动学特征】

静脉注射后 1~2 分钟起效，很快自肾排出，半衰期约 40 分钟。

【禁忌证】

颅内压增高、脑出血急性期、青光眼、幽门梗阻、肠梗阻及前列腺肥大的患者禁用。反流性食管炎、重症溃疡性结肠炎的患者慎用。

【相互作用】

（1）与金刚烷胺、吩噻嗪类药、三环类抗抑郁药、扑米酮、普鲁卡因胺及其他抗胆碱药合用，可使不良反应增加。

（2）与单胺氧化酶制剂（包括呋喃唑酮和甲基苄肼）伍用，可加强抗毒蕈碱作用的不良反应。

（3）能减弱胃肠无能无力和延迟胃排空，对一些药物产生影响，如红霉素在胃内停留过久降低疗效，对乙酰氨基酚吸收延迟，使地高辛、呋喃妥因等药物的吸收增加。

【不良反应】

不良反应包括口干、面红、视物模糊、心跳加快、排尿困难等。上述症状多在 1～3 小时消失。用量过大时可出现阿托品样中毒症状。

【特殊人群】

婴幼儿：慎用。

老年人：年老体虚者慎用；老年男性多患有前列腺肥大，用药后易导致前列腺充血而发生尿潴留。

【注意事项】

①急腹症诊断未明确时，不宜轻易使用。②夏季用药时，因其有闭汗作用，可使体温升高。若出现排尿困难，对于成人可肌内注射新斯的明 0.5～1.0mg 或氢溴酸加兰他敏 2.5～5mg，对于小儿可肌内注射新斯的明 0.01～0.02mg/kg，以解除症状。

【用药监护】

监测患者体征及症状缓解情况，以及患者是否出现阿托品样中毒症状。

2. 匹维溴铵片

【适应证及治疗目的】

1. 对症治疗与肠道功能紊乱有关的疼痛、排便异常和肠道不适；
2. 对症治疗与肠道功能紊乱有关的疼痛；
3. 为钡灌肠做准备。

【常用规格】

50mg/片。

【用法用量】

成人常用推荐剂量为 3～4 片/天，少数情况下，如有必要可增至 6 片/天。切勿咀嚼或掰碎药片，宜在进餐时用水吞服。不要在卧位或临睡前服用。

【药动学特征】

低于 10％的口服剂量经胃肠道吸收，1 小时达到血药浓度峰值，消除半衰期为 1.5 小时，几乎全部经肝脏代谢。该药血浆蛋白结合率为 97％。

【禁忌证】

对匹维溴铵或任一辅料过敏者禁用。

【相互作用】

阿托品药物与抗胆碱能药物合用可增加解痉作用。

【不良反应】

不按照推荐方法服用药物可能导致吞咽困难、食管炎或者包括食管溃疡在内的上消化道溃疡。极少数中出现轻微胃肠不适，极个别出现皮疹样过敏反应。

【特殊人群】

孕妇及哺乳期妇女：不推荐使用。

儿童：不推荐使用。

【注意事项】

①存在消化道损伤风险，应严格按照给药方法使用。②本药含有乳糖，不建议半乳糖不耐受等类似疾病的患者使用。

【用药监护】

监测患者体征及症状缓解情况，以及患者是否出现消化道损伤。

3. 枸橼酸莫沙必利片

【适应证及治疗目的】

本品用于改善因胃肠动力减弱引起的消化道症状，包括烧心、嗳气、恶心、呕吐、早饱、上腹胀、上腹痛等。

【常用规格】

5mg/片。

【用法用量】

成人通常用量为一日 3 次，每次 1 片（5mg），饭前或饭后口服。

【药动学特征】

血药浓度达峰时间为（0.8±0.1）小时，半衰期为（2.0±0.2）小时，血浆蛋白结合率为 99.0％，主要通过肝脏代谢，通过尿液、粪便排泄。

【禁忌证】

对本品成分过敏者禁用。

【相互作用】

（1）红霉素可使本药血药浓度升高及半衰期延长。

（2）阿托品、丁溴东莨菪碱可使本药作用减弱。

【不良反应】

不良反应主要为腹泻和稀便、口干、疲倦感。

【特殊人群】

孕妇及哺乳期妇女：安全性尚未明确，应避免使用。

儿童：安全性尚未明确，避免使用。

老年人：发生不良反应时可减量为 7.5mg/d。

【注意事项】

心脏病（包括心力衰竭、心脏传导阻滞以及心肌缺血）患者慎用。

【用药监护】

有心脏基础疾病的患者，定期复查心电图。监测患者症状和体征，以及血钾水平。

4. 盐酸甲氧氯普胺注射液

【适应证及治疗目的】

本品用于止吐。

【常用规格】

1mL：10mg/支。

【用法用量】

肌内注射或静脉注射。

成人：一次 10~20mg，一日剂量不超过 0.5mg/kg。

小儿：6 岁以下每次 0.1mg/kg，6~14 岁每次 2.5~5mg。

肾功能不全患者：剂量减半。

【药动学特征】

肌内注射 10~15 分钟、静脉注射 1~3 分钟起效。持续时间一般 1~2 小时。主要经肾排泄，也可通过乳汁排出。

【禁忌证】

（1）对普鲁卡因或普鲁卡因胺过敏者禁用。

（2）癫痫发作的频率与严重性均可因用药而增加。

（3）胃肠道出血、机械性肠梗阻或穿孔的患者，可因用药使胃肠道的动力增加而使病情加重。

（4）嗜铬细胞瘤患者可因用药出现高血压危象。

（5）不能用于因行化疗和放疗而呕吐的乳腺癌患者。

【相互作用】

（1）与对乙酰氨基酚、左旋多巴、锂化物、四环素、氨苄青霉素、乙醇和安定等同用时，胃排空增快，使后者在小肠内吸收增加。

（2）与乙醇或中枢抑制药等并用时，镇静作用增强。

（3）与抗胆碱能药物和麻醉止痛药物合用时有拮抗作用。

（4）与抗毒蕈碱麻醉性镇静药并用时，甲氧氯普胺对胃肠道的能动性效能可被抵消。

（5）由于其可释放儿茶酚胺，对于正在使用单胺氧化酶抑制剂的高血压患者，使用时应注意监控血压。

（6）与阿扑吗啡并用时，后者的中枢性与周围性效应均可被抑制。

（7）与西咪替丁、慢溶型剂型地高辛同用时，后者的胃肠道吸收减少，如间隔 2 小时服用可以减少这种影响。本品还可增加地高辛的胆汁排出，从而改变其血药浓度。

（8）与能导致锥体外系反应的药物如吩噻嗪类药等合用时，锥体外系反应发生率与严重性均可有所增加。

【不良反应】

较常见的不良反应为昏睡、烦躁不安、疲倦无力。长期大剂量应用可能因阻断多巴胺受体，使胆碱能受体相对亢进而导致锥体外系反应（特别是年轻人），可出现肌肉震颤、发音困难、共济失调等，可用苯海索等抗胆碱能药物治疗。

【特殊人群】

孕妇：有潜在致畸风险，孕妇不宜使用。

儿童：不宜长期使用。

老年人：大量使用容易出现锥体外系反应。

肾功能不全患者肌酐清除率 CrCl<40mL/min 的患者，剂量减半。

【注意事项】

①严重肾功能不全患者剂量至少减少 60%，这类患者容易出现锥体外系反应。②静脉注射甲氧氯普胺必须慢，1～2 分钟注射完，快速给药可使患者躁动不安，随即进入昏睡状态。③避光保存，本品遇光变成黄色或黄棕色后，毒性增大。

【用药监护】

监测患者是否出现锥体外系反应，控制给药速度，监测患者水电解质水平。

（四）抑酸药/黏膜保护剂

1. 艾司奥美拉唑肠溶片

【适应证及治疗目的】

本品用于治疗胃酸相关性疾病、应激性消化道溃疡。

【常用规格】

20mg/片，40mg/片。

【用法用量】

成人：每日 20～40mg，分 1～2 次服用。

儿童：《英国国家儿童处方集（2010—2011）》[BNFC（2010—2011）] 推荐口服。

胃食管反流病（糜烂性食管炎）：①1～12 岁，10～20kg，一次 10mg，一日一次，持续 8 周。②12～18 岁：40mg，一日一次，持续 4 周。如果没有完全治愈或症状持续存在，可延长 4 周。维持治疗一日 20mg。

胃食管反流病（无食管炎）：①1～12 岁，10kg 以上，一次 10mg，一日一次，持续 8 周。②12～18 岁，一次 20mg，一日一次，持续 4 周。

【药动学特征】

口服 1～2 小时后血药浓度达峰值，血浆蛋白结合率为 97%，血浆消除半衰期在重复每日 1 次给药后为 1.3 小时，近 80% 通过尿液排泄。

【禁忌证】

对艾司奥美拉唑、其他苯并咪唑类化合物或本品的任何其他成分过敏者禁用。有报道使用本品后会发生过敏反应，如血管性水肿和过敏性休克。

【相互作用】

（1）降低阿扎那韦和奈非那韦的血药浓度。

（2）增加沙奎那韦的血药浓度。

（3）艾司奥美拉唑可抑制胃酸分泌，因此，对于生物利用度会受到胃液 pH 值严重影响的药物（如酮康唑、依曲康唑、阿扎那韦、铁盐和地高辛），艾司奥美拉唑可影响其吸收。

（4）艾司奥美拉唑广泛地在肝脏中经 CYP2C19 和 CYP3A4 代谢，故艾司奥美拉唑与苯妥英、华法林、氯吡格雷、克拉霉素或阿莫西林等药物合用时可能存在相互影响。

【不良反应】

常见不良反应包括头痛、腹泻、恶心、胃肠胀气、腹痛、便秘和口干。

【特殊人群】

孕妇及哺乳期妇女：属妊娠 C 类药物，哺乳期服用较安全，慎用。

儿童：国内尚无儿童用药经验，但国外有，参见上述儿童用法用量。

肾功能不全患者：轻度肾功能不全患者无须调整剂量。对于严重肾功能不全的患者，由于使用该药的经验有限，使用时应慎重。

肝功能不全患者：轻到中度肝功能不全患者无须调整剂量。对于严重肝功能不全患者，本品的剂量不应超过 20mg。

【注意事项】

①质子泵抑制剂（PPI）治疗（如本品）可能会增加难辨梭状芽孢杆菌相关性腹泻（CDAD）的风险，尤其是在住院患者中。如果腹泻未见改善，则应考虑诊断。②应避免本品和氯吡格雷联合使用。③诱导 CYP2C19 或 CYP3A4 的药物（如贯叶连翘或利福平）会极大地降低艾司美拉唑的血药浓度。本品应避免与贯叶连翘或利福平合并使用。④不建议联合使用艾司美拉唑和阿扎那韦。⑤与所有抑制胃酸分泌的药物一样，使用艾司奥美拉唑可出现因胃酸减少导致的维生素 B_{12} 吸收减少。

【用药监护】

监测患者是否出现不良反应，观察患者是否继发腹泻，监测联合用药患者出现的潜在药物相互作用。

2. 雷贝拉唑钠肠溶片

【适应证及治疗目的】

本品用于治疗胃酸相关性疾病、应激性消化道溃疡。

【常用规格】

10mg/片。

【用法用量】

成人：每日口服 1 次 10mg，根据病情也可每日口服 1 次 20mg。

儿童：口服给药。1~11 岁儿童胃食管反流病（GERD）的治疗：体重小于 15kg 者，一次 5mg（如应答不充分，可增至 10mg），一日一次，疗程不超过 12 周。体重大于或等于 15kg 者，一次 10mg，一日一次，疗程不超过 12 周。于餐前 30 分钟口服。12 岁及 12 岁以上儿童 GERD 症状的控制：一次 20mg，一日一次，疗程不超过 8 周。

【药动学特征】

该药经胃后在肠道内才开始被吸收。在口服 20mg 剂量组，血液浓度在用药后 3.5 小时达到峰值，绝对生物利用度约为 52%。重复用药后生物利用度不提高。健康受试者的药物半衰期约为 1 小时（在 0.7~1.5 小时范围内），体内药物清除率为 (283±98) mL/min。在慢性肝病患者体内，血药浓度的曲线下面积提高 2~3 倍。雷贝拉唑钠的血浆蛋白结合率约为 97%，该药 90% 主要随尿液排出，其他代谢产物随粪便排出。在需要血液透析的晚期稳定的肾衰竭患者体内（肌酐清除率 ≤5mL/min），雷贝拉唑钠的分布与在健康受试者体内的分布相似。

【禁忌证】

对雷贝拉唑钠、苯并咪唑代谢产物或辅料过敏者禁用。

【相互作用】

（1）雷贝拉唑钠在肝脏通过细胞色素 P450（CYP450）代谢。健康人群的研究表明，雷贝拉唑钠与通过细胞色素 P450 代谢的华法林、苯妥英、茶碱或安定没有明显的临床相互作用。

（2）雷贝拉唑钠强烈和持久地抑制胃酸分泌，可影响受 pH 值影响吸收的药物（酮康唑水平下降 33%，地高辛水平升高 22%）。

【不良反应】

常见不良反应包括头痛、腹泻、恶心、胃肠胀气、腹痛、便秘和口干。

【特殊人群】

孕妇及哺乳期妇女：属妊娠 B 类药物，不推荐哺乳期妇女使用。

儿童：国内对儿童的安全性尚不明确，国外有推荐的儿童用法用量。

老年人：雷贝拉唑钠的消除速率在老年人群中有轻微下降。与年轻健康受试者相比，每天口服 20mg 雷贝拉唑钠，连续 7 天后，AUC 大约为 2 倍，峰浓度（C_{max}）增加 60%，半衰期增加 30%。

【注意事项】

本品不能咀嚼或压碎，应整片吞服。

【用药监护】

监测患者是否出现不良反应，观察患者是否继发腹泻，监测联合用药患者出现的潜在药物相互作用。

3. 注射用泮托拉唑钠

【适应证及治疗目的】

本品用于治疗胃酸相关性疾病、应激性消化道溃疡、消化道出血。

【常用规格】

40mg。

【用法用量】

成人：一次 40~80mg，每日 1~2 次。

儿童：用于儿童 GERD/RE 的治疗或缓解症状的推荐剂量，≥5 岁，1~2mg/（kg·d），最大日剂量为 40mg。

【药动学特征】

静脉注射泮托拉唑钠后，其血药浓度快速下降，消除半衰期约为 1 小时。血浆蛋白结合率为 98%。71% 从尿液中排出，18% 通过胆汁由粪便排出。

【禁忌证】

对本品成分或取代苯并咪唑过敏者禁用。

【相互作用】

（1）当使用允许剂量的泮托拉唑时，不必调整氯吡格雷剂量。

（2）泮托拉唑可能会干扰受胃液 pH 值影响的药物的吸收而影响其生物利用

度（如酮康唑、氨苄西林酯、铁盐、地高辛）。

（3）不建议将质子泵抑制剂和阿扎那韦或奈非那韦联合使用，若将阿扎那韦或奈非那韦与质子泵抑制剂合用，将大幅降低阿扎那韦或奈非那韦的血药浓度，从而可能降低疗效以及产生耐药性。

【不良反应】

常见不良反应为头痛、腹泻、恶心、腹痛、腹胀、呕吐、头晕、关节痛。

【特殊人群】

孕妇及哺乳期妇女：属妊娠 B 类药物，哺乳期妇女慎用。

老年人：老年人无须调整剂量。

肝功能不全患者：肝功能不全患者需要酌情减量。

肾功能不全患者：肾功能不全患者无须调整剂量。

【注意事项】

①本品抑制胃酸分泌的作用强、时间长，故应用本品时不宜同时再服用其他抗酸剂或抑酸剂。②治疗溃疡时应排除胃癌后才能使用本品，以免延误诊断和治疗。

【用药监护】

监测患者是否出现不良反应，观察患者是否继发腹泻，监测联合用药患者出现的潜在药物相互作用。

4. 硫糖铝口服混悬液

【适应证及治疗目的】

本品用于胃和十二指肠溃疡的治疗。

【常用规格】

120mL：24g。

【用法用量】

成人：口服，一次 5~10mL（1~2g），一日 2~4 次，服用时请摇匀。

儿童：口服。40－80mg/（kg·d），分 4 次口服。

【药动学特征】

尚不明确。

【禁忌证】

对本品过敏者禁用，早产儿禁用。

【相互作用】

制酸剂能影响硫糖铝疗效，服本品前半小时内不宜服用制酸剂。维生素 D 未增加硫糖铝中铝的吸收。

【不良反应】

可有便秘或腹泻现象，偶有恶心、口干等。

【特殊人群】

孕妇及哺乳期妇女：属妊娠 B 类药物，哺乳期妇女慎用。

肝肾功能不全患者或透析患者慎用或不用。

【注意事项】

①出现便秘时可加服少量镁乳等轻泻剂。②胃痛较剧烈的患者，可加适量抗胆碱能药物，待疼痛减轻后，再单独服用本品。③消化性溃疡为慢性病，受多种因素的影响，易复发，在取得疗效后，应继续服本品数月，在治疗期间亦应注意饮食和保暖。④长期大剂量服用本品，可能会造成体液中的磷缺乏。⑤甲状腺功能亢进或维生素营养不良性佝偻病等血磷酸盐过少的患者，不宜长期服用本品。⑥甲状腺功能亢进、低磷血症患者不宜长期用药。

【用药监护】

监测患者症状，与其他抑酸药间隔 1～2 小时服用，用药期间监测血清铝浓度。

（五）肝脏疾病相关用药

1. 异甘草酸镁注射液

【适应证及治疗目的】

本品用于急、慢性肝炎，肝功能损害的辅助治疗，以及药物性肝损害的治疗。

【常用规格】

10mL：50mg。

【用法用量】

一日一次，一次 0.1～0.2g，以 10％葡萄糖注射液或 5％葡萄糖注射液或 0.9％氯化钠注射液，250mL 或 100mL 稀释后静脉滴注。

【药动学特征】

单次静脉滴注后，消除半衰期为 23.1～24.6 小时。本品主要经胆汁排泄，24 小时累计排出给药量的 90.3％。

【禁忌证】

严重低钾血症、高钠血症、心力衰竭、肾衰竭的患者和未能控制的重度高血压患者禁用。

【相互作用】

与依他尼酸、呋塞米等噻嗪类及三氯甲噻嗪、氯噻酮等降压利尿剂并用时，其利尿作用可增强本品的排钾作用，易导致血清钾浓度下降。

【不良反应】

不良反应包括假性醛固酮症、心悸、眼睑水肿、头晕等。

【特殊人群】

孕妇及哺乳期妇女：不推荐使用。

儿童：不推荐使用。

老年人：慎用。

【注意事项】

甘草酸制剂可能引起假性醛固酮症，但本品注册临床试验中未发现，如在治疗过程中出现发热、皮疹、高血压、水钠潴留、低钾血等情况，应对症治疗，必要时减量，直至停药观察。

【用药监护】

定期测血压和血清钾、钠浓度。

2. 多烯磷脂酰胆碱

【适应证及治疗目的】

本品用于急、慢性肝炎，肝功能损害的辅助治疗，以及药物性肝损害的治疗。

【常用规格】

5mL：232.5mg。

【用法用量】

缓慢静脉注射或静脉滴注。

静脉注射：成人和青少年一般每日缓慢静脉注射1~2安瓿，严重病例每日注射2~4安瓿。一次可同时注射2安瓿的量。

【药动学特征】

缺乏相关临床数据。

【禁忌证】

由于本品中含有苯甲醇，新生儿、早产儿以及3岁以下儿童禁用。

【相互作用】

本品严禁用电解质溶液稀释。

【不良反应】

极少数患者可能对本品中所含的苯甲醇产生过敏反应。

【特殊人群】

孕妇及哺乳期妇女：不推荐孕妇及哺乳期妇女使用。

儿童：新生儿及早产儿禁用，12岁以下儿童慎用。

【注意事项】

①只可使用澄清的溶液。②缓慢静脉注射。③制剂中含有苯甲醇。

【用药监护】

使用过程中监测患者肝功能。

3. 注射用丁二磺酸腺苷蛋氨酸

【适应证及治疗目的】

本品用于治疗肝硬化前后所致的肝内胆汁淤积、妊娠期肝内胆汁淤积。

【常用规格】

0.5g/支。

【用法用量】

成人：使用注射用丁二磺酸腺苷蛋氨酸，每天 500～1000mg，肌内注射或静脉注射，共两周。静脉注射必须非常缓慢。

【药动学特征】

肌内注射后 45 分钟血药浓度达峰值。只有极少量与血浆蛋白结合。

【禁忌证】

（1）对本品活性成分或任一辅料过敏者禁用。

（2）腺苷蛋氨酸禁用于有影响蛋氨酸循环和（或）引起高胱氨酸尿和（或）高同型半胱氨酸血症的遗传缺陷的患者（如胱硫醚 β－合酶缺陷、维生素 B_{12} 代谢缺陷）。

【相互作用】

本品不应与碱性溶液或含钙溶液混合。

【不良反应】

对本品特别敏感的个体，偶可引起昼夜节律紊乱，睡前服用安眠药可减轻此症状。抑郁症患者使用本品出现自杀意识、观念或行为极为罕见。

【特殊人群】

孕妇及哺乳期妇女：孕妇可用（前 3 个月不应使用），哺乳期妇女慎用。

老年人：从低剂量开始使用。

儿童的安全性和有效性尚不确定。

【注意事项】

①注射用冻干粉针须在临用前用所附溶剂溶解。静脉注射必须非常缓慢。②由于维生素 B_{12} 和叶酸缺乏可能降低腺苷蛋氨酸浓度，因此应定期监测高危患者（贫血患者、肝脏疾病患者、孕妇，以及由其他疾病或饮食习惯引起的潜在维生素缺乏患者，如素食者）的血浆中维生素 B_{12} 和叶酸的浓度。如果显示维生素 B_{12} 和叶酸缺乏，建议在给予腺苷蛋氨酸治疗前或同时给予维生素 B_{12} 和（或）叶

酸治疗。③某些患者在服用腺苷蛋氨酸的过程中可能出现头晕。在治疗过程中，应建议患者不要驾驶或使用机械。

【用药监护】

定期监测高危患者的血浆中维生素 B_{12} 和叶酸的浓度。

四　内分泌代谢疾病用药

（一）糖尿病药物

1. 胰岛素注射液

【适应证及治疗目的】

本品用于治疗糖尿病。

【常用规格】

400 单位。

【用法用量】

（1）皮下注射：每日 3 次，餐前 15～30 分钟注射，必要时睡前加注一次小剂量。根据病情、血糖、尿糖由小剂量（视体重等因素每次 2～4 单位）开始，逐步调整。1 型糖尿病患者每日胰岛素需用总量每千克体重 0.5～1 单位。根据血糖监测结果调整。2 型糖尿病患者每日需用总量变化较大，在无急性并发症的情况下，敏感者每日仅需 5～10 单位，一般约 20 单位。

（2）静脉注射：主要用于糖尿病酮症酸中毒、高血糖高渗性昏迷的治疗。成人可静脉持续滴入 4～6 单位/h，小儿按每小时体重 0.05～0.10 单位/kg，根据血糖变化情况调整剂量；也可首次静脉注射 10 单位加肌内注射 4～6 单位，根据血糖变化情况调整。病情较重者，可先静脉注射 10 单位，继之以静脉滴注。当血糖下降到 13.9mmol/L（250mg/mL）以下时，胰岛素剂量及注射频率随之减少。在用胰岛素的同时，还应补液纠正电解质紊乱及酸中毒并注意机体对热量的需要。不能进食的糖尿病患者，在静脉输含葡萄糖液的同时应滴注胰岛素。

【药动学特征】

皮下：起效时间为 30～60 分钟，作用高峰为 2～4 小时，持续时间 5～7 小时。

静脉注射：起效时间为 10～30 分钟，作用高峰为 10～30 分钟，持续时间 0.5～1 小时。

【禁忌证】

对胰岛素过敏者禁用。

【相互作用】

（1）促肾上腺皮质激素、胰高血糖素、雌激素、口服避孕药、肾上腺素、苯妥英钠、噻嗪类利尿剂、甲状腺素等可不同程度地升高血糖浓度，同用时应调整这些药物或胰岛素的剂量。

（2）口服降糖药与胰岛素有协同降血糖作用。

（3）抗凝血药、水杨酸盐、磺胺类药及抗肿瘤药甲氨蝶呤等可与胰岛素竞争血浆蛋白，从而使血液中游离胰岛素水平增高。非甾体类抗炎药可增强胰岛素的降血糖作用。

（4）β受体阻滞剂如普萘洛尔可阻止肾上腺素升高血糖的作用，干扰机体调节血糖功能，与胰岛素同用可增加低血糖的风险，而且可掩盖低血糖的症状，延长低血糖时间。合用时应注意调整胰岛素剂量。

（5）中等量至大量的乙醇（酒精）可增强胰岛素的降血糖作用，引起严重、持续的低血糖（在空腹或肝糖原储备较少的情况下更易发生）。

（6）氯喹、奎尼丁、奎宁等可延缓胰岛素的降解，使血中胰岛素浓度升高从而加强其降血糖作用。

（7）升血糖药物如某些钙通道阻滞剂、可乐定、达那唑、二氯嗪、生长激素、肝素、H_2受体拮抗剂、吗啡、尼古丁、磺吡酮等可改变糖代谢，使血糖升高，因此胰岛素同上述药物合用时应适当加量。

（8）血管紧张素酶抑制剂、溴隐亭、氯贝特、酮康唑、锂盐、甲苯咪唑、吡多辛、茶碱等可通过不同方式直接或间接导致血糖降低。胰岛素与上述药物合用时应适当减量。

（9）奥曲肽可抑制生长激素、胰高血糖素及胰岛素的分泌，并使胃排空延迟及胃肠蠕动减缓，引起食物吸收延迟从而降低餐后血糖，在开始用奥曲肽时，胰岛素应适当减量，以后再根据血糖调整。

（10）吸烟可通过释放儿茶酚胺而干扰胰岛素的降血糖作用。吸烟还能减少皮肤对胰岛素的吸收。所以正在使用胰岛素治疗的吸烟患者突然戒烟时应观察血糖变化，考虑是否适当减少胰岛素用量。

【不良反应】

①过敏反应：注射部位红肿、瘙痒、荨麻疹、血管神经性水肿。②低血糖反应：出汗、心悸、乏力，重者出现意识障碍、共济失调、心动过速甚至昏迷。③胰岛素抵抗：注射部位脂肪萎缩或增生。

【特殊人群】

孕妇：属妊娠B类药物。

儿童：2~17岁儿童使用本药的药效学特征与成人相似。儿童剂量信息参见"用法用量"。

肝功能不全患者：胰岛素需要量减少。

肾功能不全患者：胰岛素需要量减少。肾小球滤过率 10～50mL/min，胰岛素的剂量减少到 75％～95％；肾小球滤过率减少到 10mL/min 以下，胰岛素剂量减少到 50％。

【注意事项】

①严重者出现低血糖昏迷，对严重肝、肾病变患者应密切观察血糖。②患者若伴有下列情况，胰岛素需要量减少：肝功能不正常，甲状腺功能减退，恶心、呕吐，肾功能不正常（肾小球滤过率 10～50mL/min，胰岛素的剂量减少到 75％～95％；肾小球滤过率减少到 10mL/min 以下，胰岛素剂量减少到 50％）。③患者若伴有下列情况，胰岛素需要量增加：高热、甲状腺功能亢进、肢端肥大症、糖尿病酮症酸中毒、严重感染或外伤、重大手术等。④用药期间应定期检查血糖、尿常规、肝肾功能、视力、眼底视网膜血管、血压及心电图等，以了解病情及糖尿病并发症情况。⑤运动员慎用。

【用药监护】

监测血糖。

2. 门冬胰岛素注射液

【适应证及治疗目的】

本品用于治疗糖尿病。

【常用规格】

3mL：300 单位（笔芯）。

【用法用量】

成人和儿童：胰岛素需要量因人而异，通常为每日每千克体重 0.5～1.0 单位。餐前皮下注射。注射后 30 分钟内必须进食含有碳水化合物的正餐或加餐。

【药动学特征】

起效时间为 15 分钟，作用高峰 30～45 分钟，持续时间 2～4 小时。

【禁忌证】

对门冬胰岛素或本品中其他任何成分过敏者禁用，低血糖发作时禁用。

【相互作用】

（1）已知有多种药物会影响葡萄糖代谢。

（2）可能会减少胰岛素需要量的药物：口服降糖药、奥曲肽、单胺氧化酶抑制剂、非选择性 β 肾上腺素能阻滞剂、血管紧张素转化酶抑制剂、水杨酸盐、酒精、合成代谢类固醇和硫胺类制剂。

（3）可能会增加胰岛素需要量的药物：口服避孕药、噻嗪类利尿剂、糖皮质激素、甲状腺激素、交感神经兴奋剂和达那唑。

（4）β受体阻滞剂可能会掩盖低血糖症状。

（5）酒精可以加剧和延长胰岛素引起的低血糖。

【不良反应】

不良反应包括免疫系统失调、神经系统异常、视觉异常、皮肤和皮下组织异常、全身不适和注射部位异常。

【特殊人群】

孕妇：属妊娠B类药物。

【注意事项】

①剂量不足或治疗间断可能导致高血糖和糖尿病酮症酸中毒，特别是对于1型糖尿病患者（胰岛素依赖性糖尿病）。②注射时间应与进餐时间紧密相连，即紧邻餐前。它起效迅速，所以必须同时考虑患者的合并症及合并用药是否会延迟食物的吸收。③合并疾病尤其是感染，常会增加胰岛素用量。肝脏或肾脏损害会降低患者胰岛素的用量。④如发生低血糖，胰岛素类似物起效迅速的药效学特征，使得门冬胰岛素注射后低血糖的发生时间比可溶性人胰岛素早。若误餐或进行未纳入计划的大运动量的体育锻炼可能导致低血糖。低血糖可能损伤患者的注意力及反应能力。

【用药监护】

监测血糖。

3. 甘精胰岛素注射液

【适应证及治疗目的】

本品用于治疗糖尿病。

【常用规格】

3mL：300单位（笔芯）。

【用法用量】

（1）每天一次在固定的时间皮下注射给药。个体化给药。

（2）青少年和年龄在6岁及以上的儿童使用甘精胰岛素时须根据代谢需要和血糖监测进行个体化调节。

（3）国内6岁以下儿童使用甘精胰岛素的疗效和安全性尚未明确。

【药动学特征】

起效时间3～4小时，作用高峰14～20小时，持续时间24～36小时。

【禁忌证】

对甘精胰岛素或其注射液中任何一种辅料过敏者禁用。

【相互作用】

（1）许多物质可影响葡萄糖代谢，可能需酌情调整甘精胰岛素用量。

（2）可能促使血糖降低、增加低血糖发作的药物有口服降糖药物、ACEI、丙吡胺、贝特类、氟西汀、单胺氧化酶抑制剂、己酮可可碱、丙氧芬、水杨酸以及磺胺类抗生素。

（3）可能减弱降糖作用的药物有皮质类固醇、达那唑、二氮嗪、利尿剂、拟交感药（如肾上腺素、沙丁胺醇、特布他林）、胰高血糖素、异烟肼、吩噻嗪衍生物、生长激素、甲状腺激素、雌激素和孕激素（口服避孕药）、蛋白酶抑制剂和非典型抗精神病药（如奥氮平和氯氮平）。

（4）β受体阻滞剂、可乐定、锂盐或酒精可能加强或减弱胰岛素的降血糖作用。喷他脒可能引起低血糖，有时继发高血糖。

（5）用β受体阻滞剂、可乐定、胍乙啶和利血平等影响交感神经的药物后，肾上腺素能反向调节作用的征兆可能减弱或缺少。

【不良反应】

不良反应包括代谢及营养异常、免疫系统异常、眼部异常、皮肤及皮下组织异常、全身及注射部位异常、心血管风险。

【特殊人群】

孕妇：孕妇慎用，属妊娠 C 类药物。

儿童：青少年和年龄在 6 岁及以上的儿童使用甘精胰岛素时须根据代谢需要和血糖监测进行个体化调节。国内 6 岁以下儿童使用甘精胰岛素的疗效和安全性尚未明确。

肝功能不全患者：严重肝功能不全患者由于葡萄糖异生能力降低及胰岛素代谢减慢，对胰岛素的需要量可能减少。

肾功能不全患者：肾功能不全患者由于胰岛素代谢减慢，对胰岛素的需要量可能减少。老年人及进行性肾功能衰退患者，对胰岛素的需要量可能逐渐减少。

【用药监护】

监测血糖。

4. 格列美脲片

【适应证及治疗目的】

本品用于治疗 2 型糖尿病。

【常用规格】

2.0mg。

【用法用量】

起始剂量每日 1mg，一日最大剂量 6mg，建议早餐前立即服用。

【药动学特征】

口服给药后大约 2.5 小时达最大血药浓度（C_{max}）（每日 4mg，多次给药血清浓度平均值为 309ng/mL），并且剂量与 C_{max} 和 AUC 之间存在线性关系。格列美脲的分布容积非常低（大约 8.8L），大致相当于白蛋白的分布空间，血浆蛋白结合率高（>99％），清除率低（大约 48mL/min）。格列美脲可进入动物的乳汁。平均血清半衰期与多个剂量给药情况下的血清浓度有关，为 5～8 小时。

【禁忌证】

（1）对格列美脲、其他磺脲类、其他磺胺类或本品中任何成分过敏者禁用。

（2）孕妇及哺乳期妇女禁用。

（3）1 型糖尿病、糖尿病昏迷、酮症酸中毒的患者禁用。

（4）还未积累关于重度肝功能损伤患者和透析患者使用格列美脲片的经验。

【相互作用】

（1）格列美脲由细胞色素 P4502C9（CYP2C9）代谢。格列美脲和 CYP2C9 激动剂（利福平）或抑制剂（氟康唑）同使用时，需考虑可能出现的效应。

（2）服用下列潜在导致血糖下降的药物之一，在某些情况下会导致低血糖的发生：保泰松、阿扎丙宗、羟布宗、胰岛素和口服降糖药物、水杨酸盐、对氨基水杨酸、促蛋白合成类固醇及雄性激素、氯霉素、香豆素衍生物、芬氟拉明、非尼拉朵、贝特类、血管紧张素转化酶抑制剂、氟西汀、胍乙啶、环磷酰胺、丙吡胺、异环磷酰胺、磺吡酮、克拉霉素、磺胺类抗生素、四环素族、单胺氧化酶抑制剂、喹诺酮类抗生素、丙磺舒、咪康唑、己酮可可碱（胃肠外高剂量给药）、曲托喹啉、曲磷铵、氟康唑。

（3）服用下列药物之一，可能会减弱降血糖作用及升高血糖：雌激素和孕激素、利尿药、甲状腺激素、皮质激素、吩噻嗪类、肾上腺素和其他拟交感神经药物、烟酸（高剂量）、泻药（长期使用时）、苯妥英、二氮嗪、胰高血糖素、巴比妥类、利福平、乙酰唑胺。

（4）H_2 受体拮抗剂、β 受体阻滞剂、可乐定和利血平可能会增强或减弱降血糖效果。

（5）在抗交感神经药物如 β 受体阻滞剂、可乐定、胍乙啶和利血平的作用下，低血糖的肾上腺素能反向调节征象可能会减弱甚至消失。

（6）急性或慢性酒精摄入可能以某种不可预知的方式增强或者减弱格列美脲的降血糖作用。

（7）格列美脲可能增强或减弱香豆素衍生物的作用。

（8）胆汁酸多价螯合剂：考来维仑和格列美脲联合使用降低格列美脲在胃肠道中的吸收。服用格列美脲至少 4 小时后服用考来维仑，未观察到二者间的药物相互作用。因此，本品应比考来维仑至少提前 4 小时服用。

【不良反应】

不良反应包括过敏反应、血液和淋巴系统疾病、代谢和营养类疾病、眼部疾病、胃肠疾病、味觉障碍、皮肤及皮下组织疾病。

【特殊人群】

孕妇及哺乳期妇女：属妊娠 C 类药物，孕妇和哺乳期妇女禁用。

儿童：慎用。

【注意事项】

注意低血糖的发生。

【用药监护】

监测血糖。

5. 阿卡波糖

【适应证及治疗目的】

本品用于治疗 2 型糖尿病。

【常用规格】

50mg。

【用法用量】

一次 50～100mg，一日 3 次，用餐前即刻整片吞服或与前几口食物一起咀嚼服用。

【药动学特征】

口服后很少被吸收，避免了吸收所致的不良反应，其原形药物生物利用度仅为 1%～2%，口服 200mg 后，半衰期为 3.7 小时，消除半衰期为 9.6 小时，血浆蛋白结合率低，主要在肠道降解或以原形随粪便排出，8 小时减少 50%，长期服用未见积蓄。

【禁忌证】

（1）对阿卡波糖和（或）非活性成分过敏者禁用。

（2）有明显消化和吸收障碍的慢性胃肠功能紊乱患者禁用。

（3）患有由于肠胀气而可能恶化的疾病（如 Roemheld 综合征、严重的疝气、肠梗阻和肠溃疡）者禁用。

（4）严重肾功能损害（肌酐清除率<25mL/min）的患者禁用。

【相互作用】

（1）服用阿卡波糖治疗期间，由于结肠内碳水化合物酵解增加，蔗糖或含有蔗糖的食物常会引起腹部不适，甚至导致腹泻。

（2）与其他降糖药物合用可能发生低血糖。

（3）个别情况下，阿卡波糖可影响地高辛的生物利用度，因此需调整地高辛的剂量。

（4）服用本品期间，避免同时服用考来酰胺、肠道吸附剂和消化酶类制剂，以免影响本品的疗效。未发现与二甲基硅油有相互作用。

【不良反应】

不良反应包括血液和淋巴系统异常、免疫系统异常、血管异常、胃肠异常、肝胆异常。

【特殊人群】

孕妇及哺乳期妇女：属妊娠 B 类药物，不推荐孕妇、哺乳期妇女使用。

儿童：不推荐 18 岁以下儿童使用。

严重肾功能损害（肌酐清除率<25mL/min）的患者：禁用。

【注意事项】

①个别患者，尤其是大剂量使用时会发生无症状的肝酶升高。因此，应考虑在用药的头 6～12 个月监测肝酶的变化。停药后肝酶会恢复正常。②本品可使蔗糖分解为果糖和葡萄糖的速度更加缓慢，因此如果发生急性低血糖反应，不宜使用蔗糖，而应该使用葡萄糖纠正低血糖。

【用药监护】

监测血糖。

6. 二甲双胍

【适应证及治疗目的】

本品用于治疗 2 型糖尿病，以及与胰岛素合用治疗 1 型糖尿病。

【常用规格】

500mg。

【用法用量】

成人：起始剂量为 0.5g，每日 2 次。随餐服用。成人最大推荐剂量为每日 2550mg。

儿童：口服给药。初始剂量为一次 0.25g，一日 2 次，根据血糖控制情况，可酌情增加剂量。

【药动学特征】

二甲双胍主要在小肠吸收，吸收半衰期为 0.9～2.6 小时，绝对生物利用度为 50%～60%，口服后 2 小时其血药浓度达峰值（约 $2\mu g/mL$），药物聚集在肠壁，为血浆浓度的 10～100 倍，肾脏、肝脏和唾液的浓度为血浆浓度的 2 倍以上，不与血浆蛋白结合，以原形随尿液排出，清除半衰期为 1.7～4.5 小时，12 小时内 90% 被清除。

【禁忌证】

（1）中度（3b 级）和严重肾衰竭或肾功能不全（CrCl<45mL/min 或 eGFR<45mL/min/1.73m²）的患者禁用。

（2）可造成组织缺氧的疾病（尤其是急性疾病或慢性疾病的恶化），如失代偿性心力衰竭、呼吸衰竭、近期发作的心肌梗死、休克的患者禁用。

（3）严重感染和外伤、外科大手术、临床有低血压和缺氧的患者禁用。

（4）急性或慢性代谢性酸中毒的患者禁用。

（5）维生素 B_{12}，叶酸缺乏未纠正者。

【相互作用】

（1）单剂联合使用二甲双胍和格列苯脲未发现二甲双胍的药代动力学参数改变。

（2）二甲双胍与呋塞米（速尿）合用，二甲双胍的 AUC 增加，但肾清除率无变化；同时呋塞米的 C_{max} 和 AUC 均下降，终末半衰期缩短，肾清除率无改变。

（3）经肾小管排泄的阳离子药物（如氨氯吡咪、地高辛、吗啡、普鲁卡因胺、奎尼丁、奎宁、雷尼替丁、氨苯蝶啶、甲氧苄氨嘧啶和万古霉素）理论上可能与二甲双胍竞争肾小管转运系统，发生相互作用，因此建议密切监测、调整本品和（或）相互作用药物的剂量。

（4）二甲双胍与西咪替丁合用，二甲双胍的血浆和全血 AUC 增加，但两药单剂合用，未见二甲双胍清除半衰期改变。西咪替丁的药代动力学未见变化。

（5）如同时服用某些可引起血糖升高的药物，如噻嗪类药物或其他利尿剂、糖皮质激素、吩噻嗪、甲状腺制剂、雌激素、口服避孕药、苯妥英、烟碱酸、拟交感神经药、钙离子通道阻滞剂和异烟肼等，要密切监测血糖，而在停用这些药物后，要密切注意低血糖的发生。

（6）二甲双胍不与血浆蛋白结合，因此与蛋白高度结合的药物如水杨酸盐、氨苯磺胺、氯霉素、丙磺舒等，与磺脲类药物相比，不易发生相互作用，后者主要与血清蛋白结合。

（7）除氯磺丙脲，患者从其他的口服降糖药转为用本品治疗时，通常不需要转换期。服用氯磺丙脲的患者在换用本品的最初 2 周要密切注意，因为氯磺丙脲在体内有较长滞留期，易导致药物作用过量，发生低血糖。

（8）二甲双胍可增加华法林的抗凝血倾向。

（9）树脂类药物与本品同服，可减少二甲双胍的吸收。

【不良反应】

不良反应包括胃肠异常（恶心、呕吐、腹泻、腹痛和食欲不振）、代谢和营养障碍、乳酸酸中毒、维生素 B_{12} 减少、神经系统异常（味觉障碍）、肝胆功能异常、皮肤和皮下组织异常（红斑、瘙痒、荨麻疹）。

【特殊人群】

孕妇及哺乳期妇女：属妊娠 B 类药物。不推荐孕妇使用。哺乳期妇女慎用。

儿童：不推荐 10 岁以下儿童使用。10~16 岁 2 型糖尿病患者每日最高剂量为 2000mg。

肝功能不全患者：应避免使用。

肾功能不全患者：禁用于中度（3b 级）和严重肾衰竭或肾功能不全（CrCl<45mL/min 或 eGFR<45mL/min/1.73m^2）患者。

【注意事项】

①在用二甲双胍治疗的患者中，报告发生乳酸酸中毒的病例主要为肾衰竭或肾功能急性恶化的糖尿病患者。②二甲双胍禁用于急性和不稳定性心力衰竭的患者。③肝功能不全患者应避免使用。

【用药监护】

监测血糖、肾功能。

五　精神疾病用药

（一）抗焦虑药物

1. 艾司唑仑

【适应证及治疗目的】

本品用于抗焦虑、催眠，也用于缓解紧张、恐惧，以及抗癫痫和抗惊厥。

【常用规格】

1mg、2mg。

【用法用量】

抗焦虑：一次 1～2mg，一日 3 次。

催眠：1～2mg，睡前服用。

抗癫痫、抗惊厥：一次 2～4mg，一日 3 次。

老年人从小剂量开始。

【药动学特征】

口服后血药浓度达峰时间为 0.5～3.0 小时，血浆消除半衰期为 10～24 小时，血浆蛋白结合率约为 93％。经肝脏代谢、肾脏排泄，排泄较慢。

【禁忌证】

（1）禁止与酮康唑或伊曲康唑合用。孕妇禁用。

（2）慎用者：中枢神经系统处于抑制状态的急性酒精中毒患者、肝肾功能损害患者、重症肌无力患者、急性或易于发生的闭角型青光眼患者、严重慢性阻塞性肺疾病患者。

【相互作用】

（1）艾司唑仑与中枢抑制药（如芬太尼、舒芬太尼）合用会导致毒性明显增加，可能导致中枢抑制和呼吸抑制作用增强。

（2）与抗高血压药和利尿降压药合用，可使降压作用增强。

【不良反应】

常见口干、嗜睡、头昏、乏力等。大剂量使用可有共济失调、震颤。严重不良反应有皮疹、白细胞减少、肝损害。

【特殊人群】

孕妇及哺乳期妇女：属妊娠 X 类药物，在妊娠 3 个月内，有增加胎儿致畸的危险，妊娠后期用药影响新生儿中枢神经活动。

儿童：未批准 18 岁以下儿童用药。

老年人：老年人对本药较敏感，抗焦虑时开始用小剂量，逐渐增加至治疗剂量。

【注意事项】

①用药期间不宜饮酒。②对其他苯二氮䓬药物过敏者，可能对本药过敏。③肝肾功能损害者会延长本药消除半衰期。④如果长期使用该药应逐渐减量，不宜骤停。⑤出现呼吸抑制或低血压常提示超量。

【用药监护】

监测患者呼吸情况、血压、肝肾功能。

2. 阿普唑仑

【适应证及治疗目的】

本品主要用于缓解焦虑、紧张、激动，也可作为催眠或焦虑的辅助用药，以及作为抗惊厥药。

【常用规格】

0.4mg。

【用法用量】

抗焦虑：开始一次 0.4mg，一日 3 次，按需递增，每日最大量可达 4mg。

镇静催眠：0.4~0.8mg，睡前服用。

抗惊厥：一次 0.4mg，一日 3 次，按需递增，每日最大量可达 10mg。

老年人从小剂量开始，一次 0.2mg，逐渐增加至最大耐受量。

【药动学特征】

口服后血药浓度达峰时间为 1~2 小时，血浆消除半衰期为 12~15 小时，血浆蛋白结合率约为 80%。经肝脏代谢，代谢产物 α -羟基阿普唑仑也有一定的药理活性，经肾脏排泄，体内蓄积量极少，停药后清除快。

【禁忌证】

(1) 禁止与酮康唑或伊曲康唑合用。孕妇应尽量避免使用。

(2) 慎用者：中枢神经系统处于抑制状态的急性酒精中毒患者、肝肾功能损害患者、重症肌无力患者、急性或易于发生的闭角型青光眼患者、严重慢性阻塞性肺疾病患者。

【相互作用】

(1) 阿普唑仑与中枢抑制药（如芬太尼、舒芬太尼）合用会导致毒性明显增加，可能导致中枢抑制和呼吸抑制作用增强。

（2）与抗高血压药和利尿降压药合用，可使降压作用增强。

（3）与地高辛合用，可增加地高辛的血药浓度而导致中毒。

【不良反应】

常见嗜睡、头昏、乏力等。大剂量使用偶见共济失调、震颤、尿潴留、黄疸。罕见皮疹、光敏、白细胞减少。

【特殊人群】

孕妇及哺乳期妇女：属妊娠 D 类药物，在妊娠 3 个月内，有增加胎儿致畸的危险，妊娠后期用药影响新生儿中枢神经活动。

儿童：未批准 18 岁以下儿童用药。

老年人：老年人对本药较敏感，抗焦虑时开始用小剂量，一次 0.2mg，逐渐增加至最大耐受量。

【注意事项】

①用药期间不宜饮酒。②对其他苯二氮䓬药物过敏者，可能对本药过敏。③肝肾功能损害者会延长本药消除半衰期。④如果长期使用该药应逐渐减量，不宜骤停。⑤出现呼吸抑制或低血压常提示超量。

【用药监护】

监测患者呼吸情况、血压、肝肾功能。

（二）抗精神病药物

奥氮平

【适应证及治疗目的】

本品用于治疗精神分裂症，中、重度躁狂发作，以及预防双相情感障碍的复发。

【常用规格】

2.5mg、5mg、10mg。

【用法用量】

起始剂量：每次 10mg，每日 1 次。可以根据患者的临床状态调整日剂量为 5～20mg。

肾脏和（或）肝脏功能损害的患者：中度肝功能不全（肝硬化、Child Pugh 分级为 A 或 B 级）的患者初始剂量应为 5mg，并慎重加量。

【药动学特征】

口服后 5～8 小时达血药浓度峰值，血浆蛋白结合率大约为 93%，经肝脏代谢。血浆消除半衰期因年龄和性别不同而有差异。青少年和成人的血浆消除半衰期平均约为 33.8 小时；健康老年人比年轻人的血浆消除半衰期延长，平均约为 51.8 小时；肾衰竭患者（肌酐清除率<10mL/min）与健康者相比，血浆消除半衰期无显著差异；轻度肝功能受损患者的平均血浆消除半衰期（39.3 小时）延长。

【禁忌证】
对该产品的任何成分过敏者禁用。有窄角型青光眼危险的患者禁用。

【相互作用】
与 CYP1A2 抑制剂（如氟伏沙明或环丙沙星等）合用时，应考虑降低奥氮平的初始剂量。奥氮平与已知能增加 QTc 间期的药物合用时，应当谨慎。

【不良反应】
常见不良反应有体位性低血压、体重增加、高胆固醇血症、高血糖、高催乳素血症、便秘、口干、静坐不能、头晕、嗜睡等。
（2）严重不良反应有心源性猝死、糖尿病、急性出血性胰腺炎、白细胞减少、静脉血栓栓塞、过敏反应、脑血管疾病、肌张力障碍、癫痫持续状态、肺栓塞等。

【特殊人群】
孕妇及哺乳期妇女：属妊娠 C 类药物。对孕妇还没有足够的对照实验研究，只有当可能的获益大于对胎儿的潜在危险时方能使用本药。在怀孕期的后 3 个月使用奥氮平者，罕有婴儿出现震颤、肌张力高、昏睡及嗜睡的自发报告。如果患者服用奥氮平，建议不要哺乳。
儿童：不推荐用于未满 18 岁的患者。
老年人：对于 65 岁以上老年人，应考虑使用较低的起始剂量。

【注意事项】
①有糖尿病史的患者罕见酮症酸中毒或昏迷，亦有数例死亡病例报道。②停用奥氮平时应逐渐减量，突然停用奥氮平时，极少出现下列急性症状：出汗、失眠、震颤、焦虑、恶心或呕吐等。③ALT 和（或）AST 升高的患者、有肝功能损害症状或体征的患者、已表现出局限性肝脏功能减退的患者以及已使用有潜在肝毒性药物治疗的患者应慎用奥氮平。④奥氮平慎用于白细胞和（或）中性粒细胞减少的患者。

【用药监护】
①治疗期间监测患者肝功能，如出现 ALT 和（或）AST 升高，应注意观察并考虑减少用药剂量。②监测患者体重及体脂、血糖水平。③监测患者心电图及 QTc 间期。④监测患者是否有相关锥体外系不良反应的发生，长期用药会使发生迟发性运动障碍的危险增加，若出现相关症状和体征，应考虑减少用药量或停药。

（三）抗抑郁药物

舍曲林

【适应证及治疗目的】

本品用于治疗抑郁症及其相关症状，包括伴随焦虑、强迫症。

【常用规格】

50mg。

【用法用量】

每日1次口服给药，早或晚服用均可。可与食物同时服用，也可单独服用。

成人：初始剂量，每日50mg；最大剂量，每日200mg；维持剂量根据病情、疗效进行调整。

儿童：强迫症儿童（6～12岁）起始剂量为25mg，每日1次；青少年（13～17岁）起始剂量为50mg，每日1次。最大剂量为每日200mg。

【药动学特征】

口服后4.5～8.4小时达血药浓度峰值，血浆蛋白结合率为98%，平均消除半衰期为22～36小时。舍曲林主要通过肝脏代谢，代谢产物从粪便和尿液中排出。

【禁忌证】

对舍曲林过敏者禁用；禁止与单胺氧化酶抑制剂合用，或者在停用本药14天内禁用单胺氧化酶抑制剂；禁止与匹莫齐特合用。

【相互作用】

（1）与华法林同时服用可能出现凝血酶原时间延长，舍曲林和华法林同时使用或停用时，应监测凝血酶原时间。

（2）与单胺氧化酶抑制剂（包括选择性单胺氧化酶抑制剂司来吉兰、可逆性单胺氧化酶抑制剂吗氯贝胺以及其他单胺氧化酶抑制剂如利奈唑胺）合用，可导致严重的甚至致命的不良反应，类似5-羟色胺综合征，包括过高热、肌强直、肌肉痉挛、自主神经功能紊乱伴生命体征快速波动。精神状况的改变包括精神紊乱、易激惹及极度激越，甚至发展为谵妄和昏迷。

【不良反应】

常见不良反应有便秘、腹泻、头晕、嗜睡、异常射精、性欲下降等。

严重不良反应有Stevens-Johnson综合征、低钠血症、胃肠道出血等。

【特殊人群】

孕妇及哺乳期妇女：属妊娠C类药物。只有当孕妇服药的益处明显大于药物对胎儿的潜在风险时，才可服用本药。哺乳期妇女慎用。

儿童：除强迫症外，舍曲林尚未被批准用于儿童患者。

老年人：与成人剂量无差异。

【注意事项】

①禁止将本品与单胺氧化酶抑制剂合用，停止单胺氧化酶抑制剂治疗 14 天内的患者不能应用舍曲林；同样，在开始给予单胺氧化酶抑制剂治疗前，至少停用舍曲林 14 天。②不可突然停药，应逐步减量。③患有闭角型青光眼或者有青光眼病史者，应慎用该药。④如果合用阿司匹林、非甾体类抗炎药、华法林和其他抗凝药物，可能增加出血事件的风险。

【用药监护】

监测患者肝肾功能、血钠水平、血小板功能、出血风险、心电图等，以及患者症状是否恶化、是否有自杀风险。

1. 福辛普利钠片

【适应证及治疗目的】

本品用于治疗高血压和心力衰竭。治疗高血压时，可单独使用作为初始治疗药物，或与其他抗高血压药物联合使用。治疗心力衰竭时，可与利尿剂合用。

【常用规格】

10mg。

【用法用量】

成人和大于 12 岁儿童的用法用量如下。

（1）不用利尿剂治疗的高血压患者：每日 10~40mg qd，与进餐无关，正常初始剂量为 10mg qd。约 4 周后，根据血压反应适当调整剂量。如单独使用不能完全控制血压，可加服利尿剂。

（2）同时使用利尿剂治疗的高血压患者：初始利尿剂最好停服几天，如果经约 4 周的观察期后，血压不能被充分控制，可以恢复用利尿剂治疗。如果不能停用利尿剂，则在给予本品初始剂量 10mg 时，严密观察几个小时，直至血压稳定。

（3）心力衰竭患者：推荐的初始剂量为 10mg qd，严密监护。如患者能很好地耐受，则逐步增加剂量，最大剂量为 40mg qd，应与利尿剂合用。

【药动学特征】

在用药后 1 小时内发挥降压作用。给药后 2~6 小时降压作用达到峰值，降压作用可持续 24 小时。绝对吸收率为平均口服剂量的 36％，吸收不受食物影响，在胃肠黏膜和肝脏迅速完全水解成具有活性的福辛普利拉。肝肾功能正常者有效累积半衰期平均为 11.5 小时。心力衰竭患者为 14 小时。福辛普利拉蛋白结合率很高（>95％），分布容积相对较小。本品可通过肝、肾两种途径消除，清除比例大致相同。肝或肾功能不全的患者可通过替代途径代偿性排出。

【禁忌证】

血管紧张素转化酶抑制剂（ACEI）治疗期间发生血管性水肿的患者及对本品过敏者禁用；妊娠期禁用；哺乳期妇女禁用；对于糖尿病或肾损害患者（GFR<60mL/min/1.73 m²），禁止 ACEI 与含有阿利吉仑的药物合用。

【相互作用】

（1）补钾剂和保钾利尿剂可增加高钾血症的危险，应经常监测血清钾浓度。

（2）抗酸药（如氢氧化铝、氢氧化镁）可能影响本品的吸收，至少相隔 2 小时使用。

（3）内源性前列腺素合成抑制剂如吲哚美辛，可能会降低其他 ACEI 的降压效果，特别是对于低肾素高血压的患者。用福辛普利与非甾体类抗炎药（NSAIDs）治疗时应定期监测肾功能。

（4）谨慎和锂剂联用，同时监测血清锂浓度。

（5）其他抗高血压药可以增加抗高血压药效。

（6）刚开始利尿剂治疗的患者以及接受严格饮食限盐或透析者，通常在本品首次给药后第一个小时内可能出现血压突然下降。

（7）对于糖尿病患者，ACEI（包括卡托普利）可增强胰岛素和口服降糖药（如磺脲类药物）的降血糖作用。

（8）联用 ACEI、ARB 或阿利吉仑双重阻断肾素－血管紧张素－醛固酮系统（RAAS）会伴有较高的不良事件发生率，如低血压、高钾血症和肾功能降低（包括急性肾衰竭）。

【不良反应】

不良反应包括头晕、咳嗽、低血压、肌肉骨骼疼痛、恶心、呕吐、腹泻、胸痛、上呼吸道感染、体位性低血压等。

【特殊人群】

孕妇及哺乳期妇女：属妊娠 C 类药物，妊娠中期和晚期为 D 类药物。妊娠期禁用。哺乳期禁用。

儿童：安全性和疗效尚未明确。

老年人：65～74 岁无须降低剂量。

肝功能不全患者：无须降低剂量。

肾功能不全患者：无须降低剂量。

【注意事项】

下列情况需注意：①类过敏反应及可能的相关反应，如头面部血管性水肿、肠内血管性水肿。②低血压。③可能产生肾功能损害，应密切观察。④出现黄疸或肝酶明显升高的患者应该停用 ACEI。⑤高钾血症。⑥中性粒细胞减少。⑦典型的咳嗽症状为持续性的干咳，在停止治疗后咳嗽症状消失。新型冠状病毒肺炎（COVID-19）以发热、乏力、干咳为主要表现，若患者服用 ACEI 期间出现干咳，应行相应鉴别诊断。⑧胎儿/新生儿发病率和死亡率可升高。⑨肾素－血管紧张素－醛固酮系统（RAAS）双重阻断。

【用药监护】

监测患者血压、血钾、血糖、肝肾功能、血常规等，以及是否有类过敏反应、咳嗽等。

2. 培哚普利叔丁胺片

【适应证及治疗目的】

本品用于治疗高血压与充血性心力衰竭。

【常用规格】

4mg、8mg。

【用法用量】

（1）高血压：对于无水钠丢失或肾衰竭的患者，4mg 起始治疗，每天清晨餐前服用一次。根据疗效，可于 3～4 周内逐渐增至最大剂量 8mg/d。对于肾素-血管紧张素-醛固酮系统过度激活［特别是肾血管性高血压、钠丢失和（或）血容量减少、心脏失代偿或重度高血压］的患者，建议从 2mg 的剂量开始。如必要，应在开始治疗前2～3天停用利尿剂。对于不能停用利尿剂的高血压患者，应从 2mg 开始，并监测肾功能和血清钾浓度。老年人应该从 2mg 开始，一个月后逐渐增加至 4mg。如必要，可根据肾功能情况增加 8mg。

（2）充血性心力衰竭：与非保钾利尿剂和（或）地高辛和（或）β受体阻滞剂联用时，建议以 2mg 作为起始剂量清晨服用。如果患者能够耐受，2 周后剂量可增至每天一次 4mg。对于重度心力衰竭和被认为高危的患者，建议的起始剂量为 1mg/d。极易出现症状性低血压患者如钠丢失患者（有或无低钠血症）、血容量减少的患者，或正在接受强效利尿剂治疗的患者，治疗前应纠正这些情况。在治疗前及治疗过程中应严密观察患者的血压、肾功能和血清钾浓度。

（3）肾损害时的剂量调整：

CrCl≥60mL/min：4mg qd。

30mL/min＜CrCl＜60mL：2mg qd。

15mL/min＜CrCl＜30mL：2mg qod。

CrCl＜15mL 的透析患者：透析当天 2mg，透析后服药。

（4）肝损害时：无须调整剂量。

【药动学特征】

口服给药后，迅速吸收并在 1 小时内达到峰浓度，血浆半衰期为 1 小时。培哚普利是一种前体药物，27％以活性代谢产物培哚普利拉的形式进入血液中。培哚普利拉在血浆中 3～4 小时达到峰浓度。摄取食物可降低培哚普利拉的转化，应在每日晨起餐前一次服用。已经证明培哚普利的剂量与其血浆暴露量间存在线性关系。与血浆蛋白的结合非常轻微（20％）。培哚普利拉通过尿液清除，其游离部分的消除半衰期大约是 17 小时，服药 4 天内可以达到稳态。培哚普利拉的消除率在老年人、心力衰竭或肾衰竭患者中降低。肾功能不全患者的剂量应根据肌酐清除率进行调整。培哚普利拉的透析清除率是 70mL/min。肝硬化患者不需要调整剂量。

【禁忌证】

对本品过敏者、有与使用血管紧张素转化酶抑制剂相关的血管神经性水肿史者、遗传或特发性血管神经性水肿患者、妊娠 4～9 个月者禁用。

【相互作用】

（1）利尿剂：可能会出现血压过度下降。培哚普利治疗应从小剂量开始，逐渐增加剂量。

（2）补钾制剂或含钾盐替代品：有些患者会发生高钾血症。

（3）锂盐：必须严密监测血清锂水平。

（4）非甾体类抗炎药（包括阿司匹林≥3g/d）：会减弱血管紧张素转化酶抑制剂的抗高血压效果。开始治疗时和随后定期给予患者适当检查以监测肾功能。

（5）抗高血压药物和血管扩张剂：可以增加培哚普利的降血压效应。

（6）降糖药物：增加降血糖作用，有发生低血糖的危险，更可能发生在联合治疗的前几周及肾功能不全的患者。

（7）三环类抗抑郁药、抗精神病药、麻醉药：可使血压进一步下降。

（8）拟交感神经胺类药物：减弱血管紧张素转化酶抑制剂的降血压作用。

（9）金：联用金注射剂（如硫代苹果酸金钠）可能会出现亚硝酸盐样反应。

（10）雌莫司汀：可能使血管神经性水肿的危险性增加。

【不良反应】

不良反应包括头痛、头昏眼花、眩晕、感觉异常、耳鸣、低血压、咳嗽、呼吸困难、恶心、呕吐、腹痛、味觉障碍、消化不良、腹泻、便秘、皮疹、瘙痒症、肌肉痉挛、虚弱，可能发生血尿素和血浆肌酐升高、高钾血症，停药后可恢复。这些情况在肾功能不全、严重的心力衰竭和肾血管性高血压患者更易发生。

【特殊人群】

孕妇及哺乳期妇女：属妊娠 D 类药物。妊娠初期的 3 个月不应使用培哚普利叔丁胺片。禁止用于妊娠 4～9 个月者。哺乳期不推荐使用。

儿童：使用的有效性和安全性尚不明确。

老年人：2mg 开始，一个月后逐渐增加至 4mg，必要时加至 8mg。

肝功能不全患者：见用法用量。

肾功能不全患者：见用法用量。

【注意事项】

下列情况需注意：①禁用于先天性半乳糖血症、葡萄糖和半乳糖吸收障碍综合征或缺乏乳糖酶的患者。②低血压更可能发生在血容量减少或重度肾素依赖性高血压的患者，以及严重心力衰竭患者（使用大剂量袢利尿剂、低钠血症或肾功能损害的患者）。③主动脉瓣或二尖瓣狭窄、肥厚型心肌病的患者应谨慎使用本品。④肾功能损害：起始剂量应根据患者的肌酐清除率调整并作为患者对治疗的反应。⑤血液透析患者：曾有用高流量的膜透析并合用 ACEI 者发生危及生命的类过敏反应的报道。⑥超敏反应/血管性水肿。⑦低密度脂蛋白清除过程中的过敏反应。⑧脱敏过程中的类过敏反应。⑨肝脏衰竭极少见。⑩嗜中性白细胞减少、粒细胞缺乏症、血小板减少、贫血。⑪持续性干咳，停止治疗后可缓解。ACEI 引起的咳嗽应当作为咳嗽鉴别诊断的一部分。新型冠状病毒肺炎以发热、乏力、干咳为主要表现，若患者服用 ACEI 期间出现干咳，应行相应鉴别诊断。⑫手术/麻醉：低血压。⑬高钾血症。⑭糖尿病患者：第一个月应密切监测血糖的控制。⑮锂盐：不建议联用。⑯不建议与保钾利尿剂、补钾剂或含钾盐替代品联用。⑰对驾驶机动车和操纵机器能力的影响：可能会出现与血压下降有关的个别反应。

【用药监护】

监测患者血压、血钾、血糖、肝肾功能、血常规，以及是否有类过敏反应、咳嗽等。

3. 氯沙坦钾片

【适应证及治疗目的】

本品用于治疗原发性高血压。

【常用规格】

50mg、100mg。

【用法用量】

本品可与或不与食物同时服用。通常起始剂量和维持剂量为每天一次 50mg，治疗 3~6 周可达到最大降压效果。在部分患者中，剂量增加到每天一次 100mg 可产生进一步的降压作用。对血管容量不足的患者（如应用大剂量利尿剂治疗的患者），可考虑采用每天一次 25mg 的起始剂量。对老年患者或肾损害患者，包括透析患者，不必调整起始剂量。对有肝功能损害病史的患者，应考虑使用较低剂量。

儿童用药口服。①6~16 岁：体重 20~50kg 者初始剂量 25mg，一日一次，根据治疗反应最大剂量可增至 50mg；体重>50kg 者初始剂量 50mg，一日一次，根据治疗反应最大剂量可增至 100mg。②>16 岁：初始剂量 50mg，一日一次，血容量不知的患者，初始剂量 25mg，一日一次。如有需要数周后最大剂量可增至 100mg，一日一次。

不推荐在肾小球滤过率<30mL/min/1.73m^2 的儿童、肝脏受损的儿童中使用本品。由于没有在新生儿中使用的数据，对新生儿也不推荐使用本品。

【药动学特征】

经首过代谢后形成羧酸型活性代谢产物及其他无活性代谢产物，生物利用度约为 33%。与食物同服时，血浆浓度没有明显变化。

氯沙坦及其活性代谢产物的血浆蛋白结合率≥99%。

约 14%会转化为活性代谢产物。

口服给药后，氯沙坦及其活性代谢产物终末半衰期分别为 2 小时和6～9 小时。氯沙坦及其代谢产物经胆汁和尿液排泄。人口服碳 14 标记的氯沙坦时，口服制剂 35%的放射活性出现在尿中，58%出现在粪便中。

【禁忌证】

对本品过敏者禁用。糖尿病患者不应联合使用本品与阿利吉仑。

【相互作用】

(1) 本品与保钾利尿药、补钾剂或含钾盐替代品合用时，可导致血钾升高。

(2) 锂的排泄可能会减少，应仔细监测血清锂盐水平。

(3) NSAIDs 包括 COX－2 可能降低利尿剂和其他抗高血压药的作用。

(4) 正在服用 NSAIDs 包括 COX－2 的有肾功能损害的患者同时服用 ARB 可能导致进一步的肾功能损害，包括可能发生急性肾衰竭。

(5) RAAS 与血管紧张素受体拮抗剂、ACEI 或阿利吉仑双重阻断治疗会增加低血压、昏厥、高钾血症以及肾功能变化（包括急性肾衰竭）的风险。糖尿病患者不要联合使用氯沙坦钾片和阿利吉仑。肾功能损害患者（GFR<60mL/min）避免联合使用氯沙坦钾片和阿利吉仑。

【不良反应】

不良反应包括腹痛、乏力、胸痛、水肿、心悸、腹泻、恶心、背痛、肌肉痉挛、咳嗽、鼻充血、咽炎等。

【特殊人群】

孕妇及哺乳期妇女：属妊娠 C 类药物，妊娠中、晚期为 D 类药物。当发现怀孕时，应该尽早停用本品。哺乳期应考虑本品对母体的重要性来决定是停止哺乳还是停用药物。

儿童：见用法用量。

【注意事项】

下列情况需注意：①过敏反应：血管性水肿。②低血压、电解质/体液失调。③血容量不足的患者，可发生症状性低血压。④在肾功能不全，伴或不伴有糖尿病的患者中常见电解质失衡。在 2 型糖尿病伴蛋白尿的患者中进行临床研究，氯沙坦钾片治疗组高钾血症的发生率较安慰剂组高。⑤对有肝功能损害病史的患者应该考虑使用较低剂量（见用法用量）。⑥已有关于敏感个体出现包括肾衰竭在内的肾功能变化的报道；停止治疗后，这些肾功能变化可以恢复。⑦对于肾功能依赖 RAAS 活性的患者可引起少尿和（或）进行性氮质血症以及（罕有）急性肾衰竭和（或）死亡。⑧对于双侧肾动脉狭窄或只有单侧肾脏而肾动脉狭窄的患者，影响 RAAS 的其他药物可增加其血尿素和血清肌酐含量，停止治疗后，这些肾功能变化可以恢复。

【用药监护】

监测患者血压、血钾、血糖、肝肾功能等。

4. 厄贝沙坦片

【适应证及治疗目的】

本品用于治疗原发性高血压。

【常用规格】

0.075g、0.15g。

【用法用量】

初始剂量和维持剂量为每日 150mg，饮食对服药无影响。对某些特殊患者，特别是血液透析和年龄超过 75 岁的患者，初始剂量可考虑用 75mg。使用 150mg qd 不能有效控制血压者，可增至 300mg，或者增加其他抗高血压药物。在患有 2 型糖尿病的高血压患者中，治疗初始剂量应为 150mg qd，并增量至 300mg qd，作为治疗肾病较好的维持剂量。

肾功能损害患者无须调整本品剂量，行血液透析的患者，初始剂量可考虑使用低剂量（75mg）。血容量不足患者使用本品前应纠正。轻、中度肝功能损害的患者无须调整本品剂量。对严重肝功能损害的患者，目前无临床经验。75 岁以上的老年患者可考虑 75mg 作为起始剂量，通常老年患者不需调整剂量。儿童用药安全性和疗效尚未明确。

【药动学特征】

其绝对生物利用度为 60%～80%，进食不会明显影响其生物利用度，血浆蛋白结合率大约为 96%，在肝脏与葡萄糖醛酸结合氧化而被代谢。主要的循环代谢产物为葡萄糖醛酸结合型厄贝沙坦（大约为 6%）。体外实验显示，主要经 CYP2C9 氧化代谢。厄贝沙坦的终末清除半衰期为 11～15 小时。按每日 1 次的服药方法，3 天内达到血浆稳态浓度。厄贝沙坦及其代谢产物由胆道和肾脏排泄。肾功能损害的患者或血液透析患者，厄贝沙坦的药代动力学参数没有明显改变，不能经血液透析清除。

对轻度至中度肝硬化患者，厄贝沙坦的药代动力学参数没有明显改变。对严重肝功能损害的患者没有进行药代动力学的研究。

【禁忌证】

对本品过敏者、妊娠 4～9 个月者、哺乳期妇女禁用。

【相互作用】

（1）利尿剂和其他抗高血压药物：其降血压效应可能增强。

（2）补钾药物和保钾利尿剂：不建议合用。

（3）锂剂：对血清锂浓度进行仔细监测。

（4）非甾体类抗炎药：厄贝沙坦的抗高血压作用会被减弱。

（5）在体外试验中，可观察到厄贝沙坦和华法林、甲苯磺丁脲（CYP2C9 底物）、尼非地平（CYP2C9 抑制剂）之间的相互作用。然而在健康男性受试者中，当厄贝沙坦和华法林合用时没有观察到有意义的药代动力学和药效学的相互影响。

【不良反应】

不良反应包括恶心、呕吐、疲劳，血浆肌酸激酶水平明显增加，伴有慢性肾功能不全和明显的蛋白尿的糖尿病及高血压患者常见体位性眩晕、体位性低血压、骨骼肌疼痛、高血钾。

【特殊人群】

孕妇及哺乳期妇女：属妊娠 C 类药物，妊娠中、晚期大量使用时为 D 类药物。妊娠期禁用。本品禁用于哺乳期妇女。

儿童：6 岁以下儿童的安全性和疗效尚未明确。

老年人：见用法用量。

肾功能不全患者：慎用。

【注意事项】

①血容量不足患者可能会发生症状性低血压，特别是在服用首剂后。在开始服用本品之前应纠正这些情况。②存在双侧肾动脉狭窄或单个功能肾的动脉发生狭窄的患者，发生严重低血压和肾功能不全的危险增加。③对于肾功能损害和肾脏移植患者：推荐定期监测血清钾和肌酐。④对于合并 2 型糖尿病和肾脏疾病的高血压患者，厄贝沙坦对肾脏和心血管事件的效应是不一致的。尤其是本品似乎对妇女和非白种人群受益较少。⑤高钾血症，尤其是肾功能损害、由糖尿病肾损害所致的明显蛋白尿和（或）心力衰竭。⑥不建议与锂剂合用。⑦主动脉和二尖瓣狭窄、梗阻性肥厚型心肌病的患者使用本品时应谨慎。⑧不推荐原发性醛固酮增多症患者使用本品。⑨对于血管张力和肾功能主要依赖 RAAS 活性的患者，可出现急性低血压、氮质血症、少尿或少见的急性肾衰竭。

【用药监护】

监测患者血压、血钾、肝肾功能等。

5. 富马酸比索洛尔片

【适应证及治疗目的】

本品用于治疗高血压、冠心病（心绞痛），以及伴有心室收缩功能减退（射血分数≤35%，根据超声心动图确定）的中度至重度慢性稳定性心力衰竭

(CHF)（使用前遵医嘱接受 ACEI、利尿剂和选择性使用强心甙类药物治疗）。

【常用规格】

2.5mg、5mg。

【用法用量】

可以在早晨进餐时服用本品。用水整片送服，不能咀嚼。

（1）高血压或心绞痛患者：5mg qd。轻度高血压患者可以从 2.5mg 开始。如果效果均不明显，可增至 10mg qd。如需停药，应逐渐停用，不可突然中断。冠心病患者尤需特别注意。

（2）慢性稳定性心力衰竭患者：开始治疗时患者病情必须稳定（无急性衰竭）。本品治疗慢性稳定性心力衰竭需要经过特殊的剂量滴定期：1.25mg qd，用药 1 周，增加至 2.5mg qd，继续用药 1 周，3.75mg qd 1 周，5mg qd 4 周，7.5mg qd 4 周，10mg qd 作为维持治疗剂量。建议在首次服用后及剂量递增期间严密监测生命体征（血压、心率）、传导阻滞和心力衰竭恶化的症状，若耐受良好再增加剂量。

（3）肝肾功能不全患者的用法用量如下。

高血压或心绞痛的治疗：轻、中度肝肾功能不全的患者通常不需要调整剂量。严重肾衰竭（肌酐清除率<20mL/min）和严重肝功能异常的患者，每日剂量不得超过 10mg。肾透析患者使用比索洛尔的临床经验较少，但也没有证据表明该类患者的剂量需要调整。

慢性稳定性心力衰竭的治疗：尚无比索洛尔治疗慢性心力衰竭伴有肝肾功能不全的患者的药代动力学数据。此类患者的剂量递增应特别谨慎。

（4）老年人：不需要调整剂量。

（5）儿童：尚无儿童患者应用比索洛尔的临床经验，因此本品不能用于儿童。

【药动学特征】

在胃肠道几乎被完全吸收（>90%）。生物利用度高达约 90%。比索洛尔的血浆蛋白结合率约为 30%，每天一次给药后血浆半衰期为 10~12 小时，在血浆中可维持 24 小时。比索洛尔通过两条途径从体内排出：50%通过肝脏代谢为无活性的代谢产物然后从肾脏排出，剩余 50%以原形形式从肾脏排出。由于药物从肾脏和肝脏清除的比例相同，轻、中度肝肾功能不全的患者不需要进行剂量调整。

【禁忌证】

急性心力衰竭或处于心力衰竭失代偿期需用静脉注射正性肌力药物治疗的患者、心源性休克者、Ⅱ度或Ⅲ度房室传导阻滞者（未安装心脏起搏器）、病窦综合征患者、窦房传导阻滞者、引起症状的心动过缓者（有症状的心动过缓）、有症状的低血压患者、严重支气管哮喘患者、严重的外周动脉闭塞疾病和雷诺综合征患者、未经治疗的嗜铬细胞瘤患者、代谢性酸中毒患者、对本品过敏者禁用。

【相互作用】

（1）不推荐的合并用药：①用于慢性稳定性心力衰竭治疗的Ⅰ类抗心律不齐药物，如丙吡胺、奎尼丁等。②钙拮抗剂，如维拉帕米和地尔硫䓬。③中枢降压药物（例如可乐定、甲基多巴、莫索尼定、利美尼定）可能会由于中枢交感神经紧张性降低而导致心率和心排血量降低以及血管舒张。突然停药，特别是在停用β受体阻滞剂前突然停药，可能会增加"反跳性高血压"的风险。

（2）需谨慎使用的合并用药：①用于高血压或心绞痛治疗的Ⅰ类抗心律失常药物，如丙吡胺、奎尼丁等。②钙拮抗剂，如二氢吡啶类衍生物（硝苯地平）。③Ⅲ类抗心律失常药物，如胺碘酮。④拟副交感神经药物（包括四氢氨基吖啶）可能延长房室传导时间。⑤胰岛素和口服抗糖尿病药物可增加降血糖效果。⑥麻醉剂可能会增加本品心脏抑制的风险，引起低血压。⑦洋地黄毒苷可减慢心率，延长房室传导时间。⑧非甾体类抗炎药物可能会减弱本品的降血压作用。⑨同时激活β和α肾上腺受体的肾上腺素激动药合用本品。⑩抗高血压药物及其他有降血压作用的药物（如三环类抗抑郁药、巴比妥类药物、吩噻嗪类药物）可能会增强本品的降血压作用。⑪甲氟喹可能会增加心动过缓的发生风险。⑫单胺氧化酶抑制剂（MAO-B抑制剂除外）可以增加β受体阻滞剂的降血压效应，同时增加高血压风险。

【不良反应】

不良反应包括头晕、头痛、既有心力衰竭恶化（慢性心力衰竭患者）、肢端发冷或麻木、低血压（特别是心力衰竭患者）、恶心、呕吐、腹泻、便秘、衰弱（慢性心力衰竭患者）、疲劳。

【特殊人群】

孕妇：属妊娠C类药物，妊娠中、晚期大量使用时为D类药物。

儿童：见用法用量。

老年人：见用法用量。

肝功能不全患者：见用法用量。

肾功能不全患者：见用法用量。

【注意事项】

①可以在早晨进餐时服用本品。用水整片送服，不能咀嚼。②高血压或心绞痛的治疗：按用法用量，根据个体情况进行调整，应特别注意脉搏和治疗效果。本品宜长期用药。无医嘱不可改变本药的剂量，也不宜中止服药。如需停药，应逐渐停用，不可突然中断。冠心病患者尤需特别注意。③慢性稳定性心力衰竭的治疗：按用法用量，注意剂量滴定。④如果出现暂时的心力衰竭恶化、低血压或

心动过缓，建议重新考虑合并用药的剂量。如有必要，可以暂时减少比索洛尔的剂量，或考虑停药。

【用药监护】

监测患者血压、心率、心电图、心脏超声、肝肾功能等。

6. 琥珀酸美托洛尔缓释片

【适应证及治疗目的】

本品用于治疗高血压、心绞痛、伴有左心室收缩功能异常的症状稳定的慢性心力衰竭。

【常用规格】

47.5mg。

【用法用量】

早晨服用，可掰开服用，但不能咀嚼或压碎，同时摄入食物不影响其生物利用度。①高血压患者：47.5～95mg qd。服用95mg无效的患者可合用其他抗高血压药。②心绞痛患者：95～190mg qd，需要时可合用硝酸酯类药物或增加剂量。③心功能Ⅱ级的稳定性心力衰竭患者：治疗起始的2周内，推荐的起始剂量为23.75mg qd。2周后，剂量可增至47.5mg qd。此后，每2周剂量可加倍。长期治疗的目标剂量为190mg qd。④心功能Ⅲ～Ⅳ级的稳定性心力衰竭患者：起始用量为11.875mg qd。1～2周后，剂量可加至23.75mg qd。再过2周后，剂量可增至47.5mg qd。对于能耐受更高剂量的患者，每2周可将剂量加倍，最大可至190mg qd。⑤肾功能损害患者：无须调整剂量。⑥肝功能损害患者：仅在肝功能损害非常严重（如旁路手术患者）时才需考虑减少剂量。

儿童：说明书无儿童用量推荐。BNFC（2010—2011）推荐口服。①高血压患儿：1个月～12岁，初始剂量一次1mg/kg，一日2次，如有必要，最大剂量可增至一日8mg/kg，分2～4次给药；>12岁：初始剂量一日50～100mg，如有必要，剂量可增至一日200mg，分1～2次给药。②心律失常患儿：1个月～12岁，起始剂量一日0.5～1mg/kg，分2～3次给药，常用剂量一日3mg/kg；>12岁，常用剂量一日50mg，分2～3次给药，如有必要，剂量可增至一日300mg，分2～3次口服。③心力衰竭患儿：1个月～12岁，初始剂量为一日0.5mg/kg，分2次服，2～3周内逐渐增加剂量达一日2mg/kg，分2次服；>12岁，初始剂量一次6.25mg，一日2～3次，以后视临床情况每2～4周可增加剂量，一次6.25～12.5mg，一日2～3次。最大剂量可用至一次50～100mg，一日2次。

【药动学特征】

本品由琥珀酸美托洛尔微囊化的颗粒组成，每个颗粒是一个独立的贮库单位。每个颗粒用聚合物薄膜包裹，以控制药物的释放速度。药片接触液体后快速崩解，颗粒分散于胃肠道巨大的表面上，药物的释放不受周围液体 pH 值的影响，以几乎恒定的速度释放约 20 小时。该剂型的血药浓度平稳，作用超过 24 小时。

本品口服后吸收完全，药物吸收发生在整个胃肠道，包括结肠，生物利用度为 30%～40%，主要在肝脏代谢。

【禁忌证】

心源性休克者，无永久起搏器保护的病窦综合征患者，Ⅱ、Ⅲ度房室传导阻滞患者，不稳定的、失代偿性心力衰竭患者，有症状的心动过缓或低血压患者禁用。本品不可用于心率<45 次/分、P−Q 间期>0.24 秒或收缩压<100mmHg 的怀疑急性心肌梗死的患者，伴有坏疽危险的严重外周血管疾病患者，对本品过敏者。

【相互作用】

（1）避免合用：巴比妥类药物、普罗帕酮、维拉帕米。

（2）需要调整剂量：胺碘酮、Ⅰ类抗心律失常药物、非甾体类抗炎药/抗风湿药、苯海拉明、地尔硫䓬、肾上腺素、苯丙醇胺、奎尼丁、可乐定、利福平、SSRI、MAOI 等。

【不良反应】

不良反应包括头晕、头痛、肢端发冷、心动过缓、心悸、运动时呼吸短促、腹痛、恶心、呕吐、腹泻、便秘等。

【特殊人群】

孕妇及哺乳期妇女：属妊娠 C 类药物，妊娠中、晚期为 D 类药物。本药可引起胎儿或新生儿心动过缓。因此在妊娠最后 3 个月以及分娩前后，使用 β 受体阻滞剂时应考虑到上述危险性。美托洛尔可进入乳汁，但在治疗剂量下不大可能会危及婴儿。

儿童：使用本品的临床经验有限。

老年人：无须调整剂量。

【注意事项】

①使用 β 受体阻滞剂治疗的患者不应静脉给予维拉帕米。②可能使外周血管循环障碍疾病的症状（如间歇性跛行）加重。对严重的肾功能损害、伴代谢性酸中毒各种急症的患者，以及合用洋地黄时，必须慎重。③非选择性 β 受体阻滞剂不能用于变异型（Prinzmetal's）心绞痛患者。选择性 $β_1$ 受体阻滞剂慎用。④对支气管哮喘或其他慢性阻塞性肺疾病患者，应同时给予足够的扩支气管治疗，$β_2$ 受体激动剂的剂量可能需要增加。⑤对糖代谢的影响或掩盖低血糖的危险低于非选择性 β 受体阻滞剂。⑥本品禁用于症状不稳定、失代偿的心力衰竭患者。⑦逐步撤药，整个撤药过程至少用两周时间，每次剂量减半，直至最后减至半片

（23.75mg 片剂），停药前最后的剂量至少给 4 天。若出现症状，建议更缓慢地撤药。

【用药监护】

监测患者血压、心率、心电图、血糖等。

7. 苯磺酸氨氯地平片

【适应证及治疗目的】

本品用于治疗高血压以及冠心病，如慢性稳定性心绞痛、血管痉挛性心绞痛、经血管造影证实的冠心病。

【常用规格】

5mg、10mg。

【用法用量】

（1）成人：治疗高血压的起始剂量为 5mg qd，最大剂量为 10mg qd。

（2）身材小、虚弱、老年或肝功能不全患者：起始剂量为 2.5mg qd。

（3）治疗慢性稳定性心绞痛或血管痉挛性心绞痛的推荐剂量是 5~10mg qd，老年人及肝功能不全的患者建议使用较低剂量治疗，大多数患者的有效剂量为 10mg qd。

（4）治疗冠心病的推荐剂量为 5~10mg qd。

（5）儿童：6-17 岁儿童高血压患者推荐剂量为 2.5mg 至 5mg，每日一次。

【药动学特征】

6~12 小时血药浓度达高峰，绝对生物利用度为 64%~90%，氨氯地平的生物利用度不受摄入食物的影响。本品通过肝脏被广泛（约 90%）代谢为无活性的代谢产物，血浆蛋白结合率为 93%。其血浆清除率为双相性，终末消除半衰期为 35~50 小时。连续每日给药 7~8 天后，氨氯地平的血药浓度达稳态。药代动力学不受肾功能损害的影响，肾衰竭患者仍应接受常规初始剂量治疗。对于老年患者以及肝功能衰退患者，氨氯地平的药物清除率减慢，可能需要选用较低的起始剂量。对于儿童患者，药物清除率和分布容积与成人相似。

【禁忌证】

对本品过敏者禁用。

【相互作用】

（1）服用氨氯地平的患者应将辛伐他汀剂量限制在 20mg/d 以下。

（2）与 CYP3A4 抑制剂同服时应监测低血压及水肿症状。

（3）与 CYP3A4 诱导剂同服时应密切监测血压。

（4）与氨氯地平同服时环孢霉素谷浓度有平均 40% 的提高。

【不良反应】

不良反应包括水肿、头晕、潮红、心悸、恶心、腹痛、嗜睡、皮疹。

【特殊人群】

孕妇及哺乳期妇女：属妊娠 C 类药物。只有当潜在受益超过对胎儿的潜在风险时，才可在妊娠期间使用氨氯地平。尚不知本品能否通过乳汁分泌，服药的哺乳期妇女应中止哺乳。

儿童：见用法用量。

老年人：见用法用量。

肾功能不全患者：可采用正常剂量。

肝功能不全患者：见用法用量。

【注意事项】

①症状性低血压可能发生，特别是严重的主动脉狭窄患者。②极少数患者，特别是伴有严重冠状动脉阻塞性疾病的患者，在开始使用本品或增加剂量时，可出现心绞痛恶化或发生急性心肌梗死。③对于重度肝功能不全患者应缓慢增量。

【用药监护】

监测血压、心率、心电图、心肌标志物、肝功能等。

8. 氢氯噻嗪片

【适应证及治疗目的】

本品用于治疗水肿性疾病、高血压、中枢性或肾性尿崩症、肾石症。

【常用规格】

25mg。

【用法用量】

成人：治疗水肿性疾病，每次 25～50mg（每次 1～2 片），每日 1～2 次，或隔日治疗，或每周连服 3～5 日；治疗高血压，每日 25～100mg（每日 1～4 片），分 1～2 次服用，并按降压效果调整剂量。

儿童：每日按体重 1～2mg/kg 或按体表面积 30～60mg/m^2，分 1～2 次服用，并按疗效调整剂量。小于 6 个月的婴儿剂量可按体重达每日 3mg/kg。

【药动学特征】

口服吸收迅速但不完全，进食能增加吸收量。口服后 2 小时起作用，达峰时间为 4 小时，作用持续时间为 6～12 小时。半衰期为 15 小时，肾功能受损者延长。本品主要以原形由尿液排出。

【禁忌证】

未进行相关实验且无可靠参考文献。

【相互作用】

（1）肾上腺皮质激素、促肾上腺皮质激素、雌激素、两性霉素 B（静脉用药）能降低本药的利尿作用，增加发生电解质紊乱的风险，尤其是低钾血症。

（2）非甾体类抗炎药尤其是吲哚美辛，能降低本药的利尿作用，与前者抑制前列腺素合成有关。

（3）与拟交感胺类药物合用，利尿作用减弱。

（4）考来烯胺（消胆胺）能减少胃肠道对本药的吸收，故应在口服考来烯胺 1 小时前或 4 小时后服用本药。

（5）与多巴胺合用，利尿作用加强。

（6）与降压药合用，利尿和降压作用均加强。

（7）与抗痛风药合用时，后者应调整剂量。

（8）使抗凝药作用减弱，主要是由于利尿后机体血浆容量下降，血中凝血因子水平升高，加上利尿使肝脏血液供应改善，合成凝血因子增多。

（9）降低降糖药的效果。

（10）洋地黄类药物、胺碘酮等与本药合用时，应慎防因低钾血症引起的不良反应。

（11）与锂剂合用时，因本药可减少肾脏对锂的清除，从而增加锂的肾毒性。

（12）乌洛托品与本药合用时，其转化为甲醛受抑制，疗效下降。

（13）增强非去极化肌松药的作用，与血钾浓度下降有关。

（14）与碳酸氢钠合用时，发生低氯性碱中毒的机会增加。

【不良反应】

不良反应包括水电解质紊乱、高糖血症、高尿酸血症、过敏反应、血白细胞减少或缺乏。

【特殊人群】

孕妇及哺乳期妇女：属妊娠 C 类药物，孕妇应慎重使用。哺乳期妇女不宜使用。

老年人：老年人应用本类药物较易发生低血压、电解质紊乱和肾功能损害。

【注意事项】

①交叉过敏：与磺胺类药物、呋塞米、布美他尼、碳酸酐酶抑制剂有交叉过敏反应。②对诊断的干扰：如可致糖耐量降低等。③下列情况慎用：无尿或严重肾功能减退者、糖尿病患者、高尿酸血症患者或有痛风病史者、严重肝功能不全患者、高钙血症患者、低钠血症患者、红斑狼疮患者、胰腺炎患者、交感神经切除者、有黄疸的婴儿。

【用药监护】

监测尿量、电解质、血糖、尿酸、心电图等。

9. 硝苯地平控释片

【适应证及治疗目的】

本品用于治疗高血压，以及冠心病，如慢性稳定性心绞痛（劳累性心绞痛）。

【常用规格】

30mg、60mg。

【用法用量】

（1）高血压、冠心病患者：30mg 片剂，一次 30mg（一次 1 片）qd。60mg 片剂，一次 60mg（一次 1 片）qd。通常治疗的初始剂量为每日 30mg。

（2）整片药片用少量液体吞服，服药时间不受就餐时间的限制。

（3）肝功能不全患者用药时可能需要减少给药剂量。

【药动学特征】

本品在 24 小时内近似恒速释放硝苯地平，通过膜调控的推拉渗透泵原理，使药物以零级速率释放。药片中的非活性成分完整地通过胃肠道，并以不溶的外壳随粪便排出。口服给药后几乎完全吸收。由于首过效应，稳态时硝苯地平控释片的生物利用度相当于硝苯地平胶囊的 68%～86%。进食不影响其生物利用度。首次给药后 6～12 小时达到高值稳定水平。血浆蛋白结合率为 95%。本品通过氧化作用在肠壁和肝脏代谢，其代谢产物无药理活性。绝大多数以代谢产物形式经肾排出。常规剂型硝苯地平（硝苯地平胶囊）的终末消除半衰期为 1.7～3.4 小时。控释片末次给药后，血浆药物浓度逐渐降低，消除半衰期与常规剂型相同。肾功能不全患者服药后药物消除无明显改变。肝功能不全患者服药后总清除率降低。

【禁忌证】

对本品过敏者、心源性休克者、有 KOCK 小囊（直肠或结肠切除后做的回肠造口）的患者禁用。由于酶诱导作用，不得与利福平合用。硝苯地平禁用于妊娠 20 周内孕妇和哺乳期妇女。

【相互作用】

对细胞色素 P450 3A4 系统有抑制或诱导作用的药物可能改变硝苯地平的首过效应（口服后）或清除率。

（1）禁止与利福平合用。

（2）与下列细胞色素 P450 3A4 系统的弱效至中效抑制剂合用时应监测血压，如有必要，应考虑减少硝苯地平的服用剂量：大环内酯类抗生素（如红霉素）、HIV 蛋白酶抑制剂（如利托那韦）、吡咯类抗真菌药（如酮康唑）、氟西汀、奈法唑酮、奎双普汀/达福普汀、丙戊酸、西咪替丁、西沙必利。

（3）与苯妥英合用时，硝苯地平的生物利用度降低，从而导致疗效下降。必要时需增加硝苯地平的剂量。如两种药物合用时已经增加了硝苯地平的剂量，停用苯妥英后应考虑减小硝苯地平的剂量。

（4）受硝苯地平影响的药物：降压药（如利尿剂、β 受体阻滞剂、ACEI、AT1 受体拮抗剂、其他钙拮抗剂、α 肾上腺素受体阻滞剂、PDE5 抑制剂、α－甲基多巴）、地高辛、奎尼丁、他克莫司。

（5）服用硝苯地平时应避免食用葡萄柚或葡萄柚汁。

【不良反应】

不良反应包括头痛、水肿、血管扩张、便秘等。

【特殊人群】

孕妇及哺乳期妇女：属妊娠 C 类药物。妊娠 20 周以内的孕妇禁用。哺乳期间必须服用硝苯地平时，要停止哺乳。

儿童：尚无儿童用药的安全性和有效性资料。

老年人：尚无本品用于老年人的资料。

肝功能不全患者：参考药动学特征。

肾功能不全患者：参考药动学特征。

【注意事项】

①对于心力衰竭及严重主动脉瓣狭窄的患者，当血压很低时（收缩压<90mmHg的严重低血压），服用本品应十分慎重。②本品有不可变形的物质，因此胃肠道严重狭窄的患者使用本品时应慎重。③曾有个案报道，无胃肠道疾病的患者出现梗阻症状。④行 X 线钡餐造影时，本品可引起假阳性结果。⑤肝功能损害患者用药须严格监测。⑥硝苯地平通过细胞色素 P450 3A4 系统代谢消除，因此对细胞色素 P450 3A4 系统有抑制或诱导作用的药物可能改变硝苯地平的首过效应或清除率。⑦对驾驶及操作机械能力可能有影响，在治疗初期、更换药物及饮酒时尤其明显。⑧本品有不可吸收的外壳，可使药品缓慢释放进入人体内吸收。当这一过程结束时，完整的空药壳可在粪便中发现。⑨硝苯地平控释片含有光敏性活性成分，因此本品应避光保存。

【用药监护】

监测血压、肝功能等。

10. 盐酸哌唑嗪片

【适应证及治疗目的】

本品用于治疗轻、中度高血压。

【常用规格】

1mg。

【用法用量】

成人：口服，一次 0.5～1mg，每日 2～3 次（首剂为 0.5mg，睡前服），逐渐按疗效调整为一日 6~15mg，分 2~3 次服。每日剂量超过 20mg 后，再继续增加剂量，疗效不进一步增加。

儿童：7 岁以下儿童每次 0.25mg，每日 2-3 次；7-12 岁儿童每次 0.5mg，每日 2-3 次，按疗效调整剂量。

老年人：肾功能降低时剂量需减小。

肾功能不全患者：应减小剂量，起始剂量 1mg，每日 2 次为宜。

肝功能不全患者：相应减小剂量。

【药动学特征】

生物利用度 50%~85%，血浆蛋白结合率高达 97%。本品口服后 2 小时起降压作用，血药浓度达峰时间为 1~3 小时，半衰期为 2~3 小时，心力衰竭时半衰期延长达 6~8 小时。持续作用 10 小时。本品主要通过去甲基化和共价键结合形式在肝内代谢，随胆汁与粪便排出。心力衰竭患者的清除率比正常人慢，本品不能被透析清除。

【禁忌证】

未进行相关实验且无可靠参考文献。

【相互作用】

（1）与钙拮抗药同用，降压作用加强，剂量需适当调整。

（2）与噻嗪类利尿药或 β 受体阻滞剂合用，使降压作用加强而水钠潴留可能减轻，合用时应调节剂量以求每一种药物的最小有效剂量。

（3）与非甾体类抗炎药同用，尤其与吲哚美辛同用时，可使本品的降压作用减弱。

（4）与拟交感类药物同用时，本品的降压作用减弱。

【不良反应】

①可引起晕厥，大多数由体位性低血压引起。②较少见心绞痛发生或加重、气短、下肢水肿、体重增加。③其他不良反应有眩晕、头痛、嗜睡、精神差、心悸、恶心、呕吐、腹泻、便秘、抑郁、易激动、皮疹、瘙痒、尿频、视物模糊、巩膜充血、鼻塞、鼻出血等。

【特殊人群】

孕妇及哺乳期妇女：属妊娠 C 类药物。盐酸哌唑嗪可以单独或与其他药物联合应用来控制妊娠期严重高血压。对哺乳期妇女未见不良反应。

儿童：见用法用量。

老年人：对本品的降压作用敏感，应注意；有使老年人发生体温过低的可能性；老年人肾功能降低时剂量需减小。

肾功能不全患者：见用法用量。

肝功能不全患者：见用法用量。

【注意事项】

①剂量必须按个体化原则调整，服药期间应观察血压变化，以减轻高血压反应为准。②与其他抗高血压药合用时，降压作用加强，较易产生低血压，而水钠潴留可能减轻。为避免这些不良反应的发生，可将盐酸哌唑嗪减为 1~2mg，每日 3 次。③首次给药及以后加大剂量时，均建议在卧床时给药，不做快速起立动作，以免发生体位性低血压。④肾功能不全患者应减小剂量，起始剂量 1mg，每日 2 次为宜；肝功能不全患者也相应减小剂量。⑤在治疗心力衰竭时可以出现耐药性，早期是由于降压后反射性兴奋交感神经，后期是由于水钠潴留。前者可暂停给药或增加剂量，后者则宜暂停给药，改用其他血管扩张药。

【用药监护】

监测血压、肝肾功能等。

11. 注射用硝普钠

【适应证及治疗目的】

本品用于高血压急症，如高血压危象、高血压脑病、恶性高血压、嗜铬细胞瘤手术前后阵发性高血压等的紧急降压，也可用于外科麻醉期间进行控制性降压。

本品还用于治疗急性心力衰竭，包括急性肺水肿；亦用于急性心肌梗死或瓣膜（二尖瓣或主动脉瓣）关闭不全时的急性心力衰竭。

【常用规格】

50mg。

【用法用量】

将本品 50mg 溶解于 5mL 5% 葡萄糖注射液中，再稀释于 250~1000mL 5% 葡萄糖注射液中，在避光输液瓶中静脉滴注。

成人：静脉滴注，开始每分钟按体重 0.5μg/kg。根据治疗反应以每分钟 0.5μg/kg 递增，逐渐调整剂量，常用剂量为每分钟按体重 3μg/kg，极量为每分钟按体重 10μg/kg，总量为按体重 3.5mg/kg。

儿童：静脉滴注，每分钟按体重 1.4μg/kg，按效应逐渐调整用量。

【药动学特征】

静脉滴注后立即达血药浓度峰值，由红细胞代谢为氰化物，在肝脏内氰化物代谢为硫氰酸盐，代谢产物无扩张血管活性。氰化物也可参与维生素 B_{12} 的代谢。本品给药后几乎立即起作用并达到作用高峰，静脉滴注停止后维持 1~10 分钟。本品经肾排出。肾功能正常者半衰期为 7 天（由硫氰酸盐测定），肾功能不良或血钠过低时延长。

【禁忌证】

代偿性高血压如动静脉分流或主动脉缩窄时，禁用本品。

【相互作用】

与其他降压药同用时可使血压剧降；与多巴酚丁胺同用，可使心排血量增多而肺毛细血管嵌压降低；与拟交感胺类药物同用，本品降压作用减弱。

【不良反应】

本品毒性反应来自其代谢产物氰化物和硫氰酸盐。麻醉中控制降压时突然停用本品，尤其血药浓度较高而突然停药时，可能发生反跳性血压升高。光敏感与疗程及剂量有关，皮肤可发生石板蓝样色素沉着，停药后经较长时间(1~2年)才渐退。

【特殊人群】

孕妇及哺乳期妇女：属妊娠 C 类药物。本品对孕妇和哺乳期妇女的影响尚缺乏人体研究。

儿童：见用法用量。

老年人：老年人用本品须注意肾功能减退对本品排出的影响，老年人对降压反应也比较敏感，故用量宜酌减。

【注意事项】

①本品对光敏感，溶液稳定性较差，滴注溶液应新鲜配制并迅速将输液瓶用黑纸或铝箔包裹避光。新配溶液为淡棕色，如变为暗棕色、橙色或蓝色，应弃去。溶液的保存与应用不应超过 24 小时。溶液内不宜加入其他药品。②使用本品对某些诊断有干扰。③下列情况慎用：脑血管或冠状动脉供血不足时，对低血压的耐受性降低；麻醉中控制性降压时，如有贫血或低血容量，应先纠正再给药；脑病或颅内压增高时，扩张脑血管可进一步增高颅内压；肝肾功能损害时，本品可能加重肝肾损害；甲状腺功能过低时，本品的代谢产物硫氰酸盐可抑制碘的摄取和结合，因而可能加重病情；肺功能不全时，本品可能加重低氧血症；维生素 B_{12} 缺乏时使用本品，可能使病情加重。④肾功能不全而本品应用超过 48~72 小时者，每天必须测定血浆中氰化物或硫氰酸盐浓度；急性心肌梗死患者使用本品时必须测定肺动脉舒张压或嵌压。⑤药液有局部刺激性，谨防外渗。⑥左心衰竭时应用本品可恢复心脏的泵血功能，但伴有低血压时，必须同时加用心肌正性肌力药，如多巴胺或多巴酚丁胺。

【用药监护】

监测患者血压、血气等。

12. 盐酸乌拉地尔注射液

【适应证及治疗目的】

本品用于治疗高血压危象（如血压急剧升高）、重度和极重度高血压以及难治性高血压，控制围术期高血压。

【常用规格】

5mL：25mg。

【用法用量】

（1）治疗高血压危象、重度和极重度高血压，以及难治性高血压。①静脉注射：缓慢静脉注射 10～50mg 乌拉地尔，监测血压变化，降压效果通常在 5 分钟内显示。若效果不够满意，可重复用药。②持续静脉点滴或使用输液泵：通常将 250mg 乌拉地尔加入静脉输液中，如生理盐水、5％或 10％葡萄糖注射液。最大药物浓度为 4mg/mL，输入速度根据患者的血压酌情调整。初始输入速度可达 2mg/min，维持给药速度为 9mg/h。

（2）治疗围术期高血压：治疗时间一般不超过 7 天。

【药动学特征】

静脉注射乌拉地尔后，在体内分布呈二室模型，分布相半衰期约为 35 分钟。血浆清除半衰期为 2.7 小时，血浆蛋白结合率为 80％。50％～70％的乌拉地尔通过肾脏排出，其余由胆道排出。主要代谢产物为无抗高血压活性的羟化形式药物。

【禁忌证】

（1）对本品过敏者禁用。

（2）主动脉峡部狭窄或动静脉分流的患者禁用（肾透析时的分流除外）。

（3）哺乳期妇女禁用。

（4）配伍禁忌：不能与碱性液体混合，因其酸性性质可能引起溶液混浊或絮状物形成。

【相互作用】

同时使用 α 受体阻滞剂、血管舒张剂或其他抗高血压药物，饮酒或患者存在血容量不足的情况可增强本品的降压作用。同时使用西咪替丁可使本品的血药浓度上升，最高达 15％。暂不推荐与 ACEI 合用。

【不良反应】

不良反应包括头痛、头晕、恶心、呕吐、出汗、烦躁、乏力、心悸、心律不齐、心动过速或过缓、上胸部压迫感或呼吸困难等症状，其原因多为血压降得太快，通常在数分钟内即可消失，一般无须中断治疗。

【特殊人群】

孕妇及哺乳期妇女：对于孕妇，仅在绝对必要的情况下方可使用本品。哺乳期妇女禁用。

儿童：很少使用本药，目前尚缺乏这方面的资料。

老年人：谨慎使用降压药，且初始剂量宜小。

【注意事项】

下列情况使用本品时需要特别注意：机械功能障碍引起的心力衰竭，如大动脉或者二尖瓣狭窄、肺栓塞或者由心包疾病引起的心功能损害；儿童；肝功能障碍；中度到重度肾功能不全；老年患者；合用西咪替丁。使用本品疗程一般不超过 7 天。

【用药监护】

监测血压等。

13. 盐酸法舒地尔注射液

【适应证及治疗目的】

本品用于改善和预防蛛网膜下腔出血术后的脑血管痉挛及引起的脑缺血症状。

【常用规格】

2mL：30mg。

【用法用量】

成人一日 2～3 次，每次 30mg，以 50～100mL 的生理盐水或葡萄糖注射液稀释后静脉滴注，每次静脉滴注时间为 30 分钟。

【药动学特征】

健康成人单次 30 分钟内静脉持续给予盐酸法舒地尔 0.4mg/kg 时，血浆中原形药物浓度在给药结束时达峰值，其后迅速衰减，消除半衰期约为 16 分钟，主要在肝脏代谢为羟基异喹啉及其络合物。给药后 24 小时内从尿中累积排出的原形药物及其代谢产物为给药剂量的 67%。

【禁忌证】

出血患者，如颅内出血患者，禁用。术中对出血的动脉瘤未能进行充分止血处置的患者禁用。低血压患者禁用。

【相互作用】

无与本项相关的报告。

【不良反应】

不良反应包括颅内出血，有时会出现消化道出血、肺出血、鼻出血、皮下出血，低血压，颜面潮红，偶见贫血、白细胞减少、血小板减少、发热、肝肾功能异常、恶心、呕吐、皮疹、头痛、呼吸抑制少见。

【特殊人群】

孕妇及哺乳期妇女：避免使用。

儿童：尚未明确儿童用药的安全性。

老年人：70 岁以上的高龄患者慎用。

【注意事项】

①本品只可静脉滴注，不可采用其他途径给药，下述患者应慎重用药：术前合并糖尿病的患者、术中在主干动脉有动脉硬化的患者（若发现颅内出血，应迅速停药并予以适当处置）、肝肾功能障碍的患者、严重意识障碍患者、70 岁以上的高龄患者、蛛网膜下腔出血合并重症脑血管障碍患者。②本品可引起低血压，因此在用药过程中应注意血压变化及给药速度。③本品的用药时间为 2 周，不可长期使用。

【用药监护】

监测血压、肝肾功能、头颅 CT（以排除颅内出血情况）。

14. 阿司匹林肠溶片

【适应证及治疗目的】

本品用于降低急性心肌梗死疑似患者的发病风险；预防心肌梗死复发；中风的二级预防；降低短暂性脑缺血发作（TIA）及其继发脑卒中的风险；降低稳定性和不稳定性心绞痛患者的发病风险；动脉外科手术或介入手术后，如经皮冠脉腔内成形术（PTCA）、冠状动脉旁路术（CABG）、颈动脉内膜剥离术、动静脉分流术；预防大手术后深静脉血栓和肺栓塞；降低有心血管危险因素者（冠心病家族史、糖尿病、血脂异常、高血压、肥胖、抽烟史、年龄大于 50 岁）心肌梗死发作的风险。

【常用规格】

25mg、40mg、100mg。

【用法用量】

肠溶片应饭前用适量水送服。

（1）降低急性心肌梗死疑似患者的发病风险：建议首次剂量 300mg，嚼碎后服用以快速吸收，以后每天 100～200mg。

（2）预防心肌梗死复发：每天 100～300mg。

（3）中风的二级预防：每天 100～300mg。

（4）降低短暂性脑缺血发作及其继发脑卒中的风险：每天 100～300mg。

（5）降低稳定性和不稳定性心绞痛患者的发病风险：每天 100～300mg。

（6）动脉外科手术或介入手术后，如经皮冠脉腔内成形术、冠状动脉旁路术、颈动脉内膜剥离术、动静脉分流术：每天 100～300mg。

（7）预防大手术后深静脉血栓和肺栓塞：每天 100～200mg。

（8）降低有心血管危险因素者（冠心病家族史、糖尿病、血脂异常、高血压、肥胖、抽烟史、年龄大于 50 岁）心肌梗死发作的风险：每天 100mg。

【药动学特征】

口服后经胃肠道完全吸收，之后迅速降解为主要代谢产物水杨酸。阿司匹林肠溶片具有抗酸性，所以在酸性胃液不溶解而在碱性肠液溶解。阿司匹林和水杨酸均和血浆蛋白紧密结合并迅速分布于全身。水杨酸能进入乳汁和穿过胎盘。肝酶代谢能力有限，水杨酸的清除为剂量依赖性：清除半衰期可从低剂量的 2～3 小时到高剂量的 15 小时。水杨酸及其代谢产物主要经肾排出。

【禁忌证】

对本品过敏者，有水杨酸盐或含水杨酸物质、非甾体类抗炎药导致哮喘史者，活动性消化性溃疡患者，出血体质者，严重的肾衰竭患者，严重的肝衰竭患者，严重的心力衰竭患者禁用。禁止与甲氨蝶呤（剂量为 15mg/w 或更多）合用。妊娠的最后 3 个月禁用。

【相互作用】

（1）甲氨蝶呤：增加甲氨蝶呤的血液毒性（竞争结合血浆蛋白，减少甲氨蝶呤的肾清除）。

（2）布洛芬：干扰阿司匹林对血小板的不可逆抑制作用，使阿司匹林的心血管保护作用受限。

（3）促尿酸排泄抗痛风药，如丙磺舒、苯磺唑酮：降低促尿酸排泄的作用（竞争肾管尿酸的消除）。

（4）地高辛：减少肾清除而增加地高辛血浆浓度。

（5）抗糖尿病药，如胰岛素、磺酰脲类：高剂量阿司匹林具有降血糖作用从而增强降糖效果，并且能与磺酰脲类竞争结合血浆蛋白。

（6）利尿药与大剂量的阿司匹林合用：减少肾前列腺素的合成而降低肾小球滤过率。

（7）糖皮质激素，除用于 Addison 病替代治疗的氢化可的松外：皮质类固醇可减少血液中水杨酸的浓度，增加水杨酸消除，在停止皮质类固醇治疗后会增加水杨酸过量风险。

（8）ACEI 与大剂量阿司匹林合用：通过抑制前列腺素而减少肾小球滤过率；此外，还可降低抗高血压作用。

（9）丙戊酸：与血浆蛋白竞争结合而增加丙戊酸的毒性。

（10）乙醇：与乙醇的累加效应，增加对胃十二指肠黏膜的损害，并延长出血时间。

【不良反应】

①上、下胃肠道不适：消化不良、胃肠道和腹部疼痛。②可能增加出血的风险，包括手术期间出血、血肿、鼻衄、泌尿生殖器出血、牙龈出血，罕见胃肠道出血、脑出血。急性或慢性出血后可能导致贫血（缺铁性贫血）。③严重葡萄

糖－6－磷酸脱氢酶（G6PD）缺乏症者出现溶血和溶血性贫血。④肾损伤和急性肾衰竭。⑤过敏反应伴有相应实验室检查异常和临床症状，包括哮喘、轻度至中度的皮肤反应。

【特殊人群】

孕妇及哺乳期妇女：属妊娠 C 类药物，妊娠晚期大量使用时为 D 类药物。使用前审慎权衡利弊。长期预防使用不超过 150mg/d。所有含有阿司匹林的药物禁用于妊娠最后 3 个月的妇女，除非在正确的临床专家建议和严密监测下极有限地应用于心血管和产科。哺乳期妇女偶尔服用不需停止哺乳，常规服用或大剂量摄入应尽早停止哺乳。

儿童：含有阿司匹林的药物不应用于儿童和青少年的伴或不伴发热的病毒感染，因其可能会引起 Reye 综合征。

老年人：参见注意事项。

【注意事项】

下列情况使用阿司匹林应谨慎：①对止痛药、抗炎药、抗风湿药过敏；②有胃十二指肠溃疡史；③与抗凝药合用；④用于肾功能或心血管循环受损的患者；⑤用于严重葡萄糖－6－磷酸脱氢酶缺乏症患者；⑥用于肝功能损害患者；⑦某些 NSAIDs（如布洛芬或萘普生）可能限制阿司匹林的心血管保护作用，如患者合用，建议咨询医师；⑧可能导致支气管痉挛并引起哮喘发作或其他过敏反应，危险因素包括支气管哮喘、花粉热、鼻息肉、慢性呼吸道感染；⑨由于对血小板聚集的抑制作用可持续数天，可能导致术中或术后增加出血风险；⑩低剂量阿司匹林减缓尿酸的消除，可诱发痛风。

【用药监护】

（1）疗效监护：行血管彩超、心脏超声、冠脉造影检查有无血栓形成。

（2）不良反应监护：进行血细胞计数、胃液隐血或大便隐血检查，以及观察有无鼻衄、泌尿生殖器出血、牙龈出血、血肿等。

15. 硫酸氢氯吡格雷片

【适应证及治疗目的】

本品用于治疗近期心肌梗死患者、近期缺血性脑卒中患者或确诊外周动脉性疾病的患者；非 ST 段抬高性急性冠脉综合征（包括不稳定性心绞痛或非 Q 波心肌梗死）患者，包括经皮冠状动脉介入术后置入支架的患者，与阿司匹林合用；ST 段抬高性急性冠脉综合征患者，与阿司匹林合用，可合并在溶栓治疗中使用。

【常用规格】

25mg、75mg。

【用法用量】

推荐剂量：75mg qd。非 ST 段抬高性急性冠脉综合征：单次负荷量 300mg（合用阿司匹林 75～325mg/d，推荐维持剂量不超过 100mg），然后以 75mg qd 连续服药。临床试验资料支持用药 12 个月，用药 3 个月后出现最大效果。ST 段抬高性急性心肌梗死：以负荷量氯吡格雷开始，然后 75mg qd，合用阿司匹林，可合用或不合用溶栓剂。超过 75 岁患者不使用氯吡格雷负荷剂量，至少用药 4 周。

在常规服药时间 12 小时内漏服，应立即补服一次标准剂量，并按照常规服药时间服用下一次剂量；超过 12 小时漏服，应在下次常规服药时间服用标准剂量。

用于儿童治疗川崎病：小儿剂量尚缺乏相关资料。根据美国心脏病协会制定的《川崎病的诊断、治疗及长期随访指南》，期推荐剂量：口服，一次 1mg/kg（最大剂量 75mg），一日一次。

【药动学特征】

平均血浆浓度在给药后约 45 分钟达高峰，至少 50％的药物被吸收。体外试验显示氯吡格雷及其代谢产物与人体的血浆蛋白可逆性结合（分别为 98％和94％）。通过两条主要代谢途径进行：一条途径由酯酶介导，另一条途径由肝脏CYP3A4、CYP2C19、CYP1A2 和 CYP2B6 介导。在体外被分离的活性硫醇衍生物迅速且不可逆地与血小板受体结合，从而抑制血小板聚集。在 120 小时内约50％由尿液排出，46％由粪便排出，氯吡格雷半衰期为 6 小时，活性代谢产物半衰期为 30 分钟。

【禁忌证】

对本品过敏者、严重的肝脏损害患者、活动性病理性出血（如消化性溃疡或颅内出血）患者禁用。

【相互作用】

（1）口服抗凝剂：与华法林联合使用会增加出血风险。

（2）糖蛋白Ⅱb/Ⅲa 拮抗剂：应谨慎联用。

（3）与阿司匹林或肝素联用使出血危险性增加，合用时应注意观察。

（4）溶栓药物：临床出血的发生率与溶栓剂、肝素和阿司匹林联合用药者相似。

（5）NSAIDs：NSAIDs（包括 Cox－2 抑制剂）和氯吡格雷合用时应小心（与萘普生合用使胃肠道隐性出血风险增加）。

（6）SSRIs 和 SNRIs 影响血小板激活，与氯吡格雷合用可能增加出血风险。

（7）不推荐联合使用强效或中效 CYP2C19 抑制剂（如奥美拉唑）。

【不良反应】

常见不良反应有血肿、鼻出血、胃肠道出血、消化不良、淤血等。

【特殊人群】

孕妇及哺乳期妇女：属妊娠 B 类药物，孕妇、哺乳期妇女避免使用。

儿童：无临床用药经验。

【注意事项】

①出血及血液学异常患者：进行血细胞计数及其他检查。因创伤、外科手术或其他病理状态使出血危险性增加的患者和使用有相互作用药物的患者应慎用氯吡格雷，密切随访，注意出血（包括隐性出血）的任何体征，特别是在治疗的最初几周和（或）心脏介入治疗、外科手术之后。因可能使出血加重，不推荐氯吡格雷与华法林合用。择期手术者，术前 7 天停用氯吡格雷。有出血性疾病（胃肠、眼内疾病）者慎用。②停药：极少出现血栓性血小板减少性紫癜（TTP），有时在短时间（<2 周）出现。③近期缺血性脑卒中：在急性缺血性脑卒中发作后 7 天内不推荐使用氯吡格雷。④获得性血友病，应停用氯吡格雷。⑤CYP2C19 慢代谢者中，服用推荐剂量的氯吡格雷其活性代谢产物的血药浓度降低，抗血小板作用降低（行基因检测）。⑥与噻吩并吡啶的交叉过敏反应。⑦肾功能损害患者慎用。⑧有出血倾向的中度肝脏疾病患者慎用。

【用药监护】

（1）疗效监护：行血管彩超、心脏超声、冠脉造影检查有无血栓形成。

（2）不良反应监护：进行血细胞计数、胃液隐血或大便隐血检查，以及观察有无淤血、血肿等出血表现。

16. 肝素钠注射液

【适应证及治疗目的】

本品用于防治血栓形成或栓塞性疾病（如心肌梗死、血栓性静脉炎、肺栓塞等）、各种原因引起的弥漫性血管内凝血（DIC），也用于血液透析、体外循环、导管术、微血管手术等操作中及某些血液标本或器械的抗凝处理。

【常用规格】

2mL：12500 单位。

【用法用量】

（1）深部皮下注射：首次 5000～10000 单位，以后每 8 小时 8000～10000 单位或每 12 小时 15000～20000 单位，每 24 小时总量 30000～40000 单位，一般均能达到满意的效果。

（2）静脉注射：首次 5000～10000 单位，之后，可按体重每 4 小时 100 单位/kg，用氯化钠注射液稀释后应用。

（3）静脉滴注：每日 20000～40000 单位，加至氯化钠注射液 1000mL 中持续滴注。滴注前可先静脉注射 5000 单位作为初始剂量。

（4）预防性治疗：大多是用于腹部手术之后，以防止深部静脉血栓。在外科手术前 2 小时先给 5000 单位肝素皮下注射，但应避免硬膜外麻醉，然后每隔 8～12 小时 5000 单位，共约 7 天。

（5）儿童：①静脉注射，按体重一次注入 50 单位/kg，以后每 4 小时给予 50～100 单位；②静脉滴注，按体重注入 50 单位/kg，以后按体表面积给予每日 20000 单位/m²，加入氯化钠注射液中缓慢滴注。

【药动学特征】

口服不吸收，皮下注射或静脉注射吸收良好。80% 肝素与血浆白蛋白结合，部分被血细胞吸附，部分可弥散到血管外组织间隙。由于分子量较大，不能通过胸膜、腹膜和胎盘组织。本品主要在网状内皮系统代谢，经肾排出，少量以原形排出。慢性肝肾功能不全及过度肥胖者，代谢排泄延迟，有蓄积的可能。血浆内肝素浓度不受透析的影响。

【禁忌证】

对肝素过敏者、有自发出血倾向者、血液凝固迟缓者（如血友病、紫癜、血小板减少）、溃疡病患者、创伤者、产后出血者及严重肝功能不全患者禁用。

【相互作用】

（1）本品与下列药物合用，可加重出血危险：①香豆素及其衍生物，可导致严重的凝血因子IX缺乏而致出血；②阿司匹林及其他非甾体类抗炎药，包括甲芬那酸、水杨酸等，均能抑制血小板功能，并能诱发胃肠溃疡出血；③双嘧达莫、右旋糖酐等可能抑制血小板功能；④肾上腺皮质激素、促肾上腺皮质激素等易诱发胃肠溃疡出血；⑤其他不宜合用的药物有利尿酸、组织纤溶酶原激活物（t-PA）、尿激酶、链激酶等。

（2）肝素合用碳酸氢钠、乳酸钠等纠正酸中毒的药物可促进肝素的抗凝作用。

（3）肝素与透明质酸酶混合注射，既能减轻肌内注射痛，又可促进肝素吸收，但混合后不宜久置。

（4）肝素可与胰岛素受体作用，从而改变胰岛素的结合和作用。已有肝素致低血糖的报道。

（5）配伍禁忌：禁止与阿米卡星、万古霉素等配伍。

（6）甲巯咪唑、丙硫氧嘧啶与本品有协同作用。

【不良反应】

不良反应包括自发性出血、血小板减少、脱发、腹泻、骨折等。

【特殊人群】

孕妇及哺乳期妇女：属妊娠 C 类药物。妊娠后期和产后用药，有增加母体出血的危险，须慎用。

儿童：见用法用量。

老年人：60 岁以上老年人，尤其是老年妇女对该药较敏感，用药期间容易出血，应减量并加强用药随访。

【注意事项】

用药期间应定时监测凝血时间。

【用药监护】

监测凝血功能，如 APTT、ACT、血栓弹力图、Xa 因子活性等。

17. 依诺肝素钠注射液

【适应证及治疗目的】

2000AxaIU 和 4000AxaIU 注射液：用于预防静脉血栓栓塞性疾病（预防静脉内血栓形成），特别是与骨科或普外科手术有关的血栓形成。

6000AxaIU、8000AxaIU 和 10000AxaIU 注射液：用于治疗已形成的深静脉栓塞，伴或不伴有肺栓塞。治疗不稳定性心绞痛及非 Q 波心肌梗死，与阿司匹林同用。用于血液透析体外循环中，防止血栓形成。

【常用规格】

0.2mL：2000AxaIU；0.4mL：4000AxaIU；0.6mL：6000AxaIU。

【用法用量】

皮下注射，根据疾病及其危险程度分层调整给药剂量，具体见说明书。

【药动学特征】

单次皮下注射清除半衰期为 4 小时，多次重复给药清除半衰期为 7 小时，经肝脏或胆汁途径清除。

【禁忌证】

（1）有下列情况者禁用本品：对肝素及依诺肝素或其他低分子肝素过敏、严重的凝血障碍、有低分子肝素或肝素诱导的血小板减少史（以往有血小板计数明显下降）、活动性消化道溃疡或有出血倾向的器官损伤、急性感染性心内膜炎（心脏瓣膜置换术所致的感染除外）。

（2）本品不推荐用于下列情况：严重的肾功能损害、出血性脑卒中、难以控制的动脉高压。

【相互作用】

（1）不推荐联合使用下述药物（合用可增加出血倾向）：用于解热镇痛剂量的阿司匹林及其衍生物、非甾体类抗炎药（全身用药）、噻氯匹定、右旋糖酐 40（肠道外使用）。

（2）当本品与下列药物共同使用时应注意：口服抗凝剂、溶栓剂、用于抗血小板凝集剂量的阿司匹林（用于治疗不稳定性心绞痛及非 Q 波心肌梗死）、糖皮质激素（全身用药）。

【不良反应】

不良反应包括出血、血小板减少、骨质疏松等。

【特殊人群】

儿童：安全性和疗效尚未明确。

老年人：65～74 岁老年人不需降低剂量。

肾功能不全患者：不需降低剂量。

肝功能不全患者：谨慎使用，不推荐肝硬化患者使用。

【注意事项】

无论因何适应证使用或使用何种剂量，都应进行血小板计数监测。建议在使用依诺肝素钠治疗前进行血小板计数，并在治疗中进行常规血小板计数监测。如果血小板计数显著下降（低于原值的 30％～50％），应停用本品。

有下述情况者应小心使用本品：止血障碍、肝肾功能不全、有消化道溃疡史或有出血倾向的器官损伤史、近期出血性脑卒中、难以控制的严重高血压、糖尿病性视网膜病变近期接受神经或眼科手术和蛛网膜下腔/硬膜外麻醉。

【用药监护】

监测血常规及出血临床表现。

18. 单硝酸异山梨酯缓释片

【适应证及治疗目的】

本品用于冠心病的长期治疗、预防血管痉挛型和混合型心绞痛，也适用于心肌梗死后的治疗及慢性心力衰竭的长期治疗。

【常用规格】

60mg。

【用法用量】

口服：每日清晨服 1 片，病情严重者可在每日清晨服 2 片，若出现头痛，最初剂量可减至每日半片。整片或半片服用前应保持完整，用半杯水吞服，不可咀嚼或碾碎服用。

【药动学特征】

口服吸收迅速完全，生物利用度为 90％～100％。无肝脏首过效应。血浆半衰期为 4～5 小时。代谢产物主要通过肾排出，仅约 2％剂量的药物以原形经肾排出。

【禁忌证】

有下列情况者禁用本品：对本品任一成分过敏；低心脏充盈压（如急性心肌梗死时）；主动脉瓣/二尖瓣狭窄；显著低血压（收缩压低于 90mmHg）；急性循

环衰竭（休克、血管性虚脱）；心源性休克；重度低血容量症；重度贫血；颅内压增高相关疾病（如头部创伤后、脑出血）；严重脑动脉硬化；肥厚型梗阻性心肌病；缩窄性心包炎；心脏填塞；闭角型青光眼；硝酸盐治疗期间，伴随使用5型磷酸二酯酶抑制剂，如西地那非、伐地那非或他达拉非；硝酸盐治疗期间，伴随使用利奥西呱。

【相互作用】

（1）同时服用具血管舒张、降压作用的药物，如β受体阻滞剂、钙通道阻滞剂、利尿剂、血管紧张素转化酶抑制剂、精神安定剂、三环类抗抑郁药以及酒精，可增强本品的降血压作用。

（2）与5型磷酸二酯酶抑制剂（如西地那非、他达拉非、伐地那非）合用会增加本品的降压作用，可能引起致命的心血管并发症，因此使用本品时不能使用5型磷酸二酯酶抑制剂。

（3）与双氢麦角胺合用可能增加双氢麦角胺血药浓度和其升血压的效果。

（4）阿司匹林可减轻单硝酸异山梨酯的疗效。

（5）沙丙蝶呤（四氢生物蝶呤，BH_4）是一氧化氮合成酶辅助因子，合并使用包含沙丙蝶呤成分的产品时应特别谨慎，因为该类药物能通过影响一氧化氮代谢或作用（包括经典的一氧化氮供体，如三硝酸甘油酯、硝酸异山梨酯、单硝酸异山梨酯等）而导致血管舒张。

（6）使用本品时不能合并使用利奥西呱。利奥西呱是一种可溶性鸟苷酸环化酶激动剂，合用可能引起低血压。

【不良反应】

不良反应包括头痛、心动过速、低血压。

【特殊人群】

孕妇及哺乳期妇女：属妊娠C类药物。妊娠期3个月禁用。本品是否通过乳汁排出尚不明确，建议哺乳期妇女慎用本品。

儿童：尚不明确。

老年人：低剂量起始，谨慎使用。

【注意事项】

①有如下情况时，需谨慎使用单硝酸异山梨酯：近期有心肌梗死病史；低充盈压，如急性心肌梗死时；左心室功能损伤（左心室衰竭）；体位性循环调节障碍。②和其他硝酸盐类一样，使用单硝酸异山梨酯治疗时，不能突然停药，需逐步减少用量。③使用单硝酸异山梨酯进行维持治疗的患者，应被告知不能使用5型磷酸二酯酶抑制剂（如西地那非、他达拉非、伐地那非）。④使用本品进行治疗不应因使用含5型磷酸二酯酶抑制剂的产品而中断，因为那样容易增加心绞痛发作的危险。

【用药监护】

监测心率及血压。

19. 非诺贝特胶囊

【适应证及治疗目的】

本品用于治疗成人饮食控制疗法效果不理想的高胆固醇血症。

【常用规格】

200mg。

【用法用量】

每日餐时一粒。

【药动学特征】

通常服药后 5 小时可达最大血药浓度，非诺贝特酸与血浆白蛋白结合紧密，可从蛋白结合部位取代维生素 K 抗凝剂，加强抗凝效果。非诺贝特酸在血液中消除半衰期约为 20 小时。该药主要从尿液中排出，几乎所有产物在 6 天内从体内排出。血液透析不能清除非诺贝特酸。

【禁忌证】

活性肝病患者，胆囊疾病患者，严重肾功能受损患者（包括透析患者）禁用。

【相互作用】

与酮洛芬合用会出现光敏反应。

【不良反应】

不良反应包括肌肉功能失调、横纹肌溶解、消化不良、转氨酶升高、皮疹。

【特殊人群】

孕妇及哺乳期妇女禁用。

儿童：禁用。

老年人：减少剂量。

【注意事项】

①如果在服用几个月（3~6 个月）后，血脂未得到有效的改善，应考虑补充治疗或采用其他方法治疗。服用本品不能作为饮食控制的替代疗法，继续饮食控制仍是必要的，需定期进行血常规检查。②一些患者可出现转氨酶升高，通常为一过性的。就目前所知，在治疗的最初 12 个月，每隔 3 个月全面检查转氨酶浓度，当 AST 和 ALT 升高至正常值的 3 倍以上时，应停止治疗。③在与口服抗凝剂合用时，应密切监测凝血酶的浓度，以 INR 表示。

【用药监护】

监测相应胆固醇指标和肝功能。

20. 阿托伐他汀钙片

【适应证及治疗目的】

本品用于治疗高胆固醇血症、冠心病。

【常用规格】

20mg。

【用法用量】

成人：10mg 起始，间隔 4 周及以上调整剂量，最大剂量一日 80mg。

儿童：口服。儿童中使用经验仅限少数严重血脂紊乱者。10～17 岁：推荐初始剂量 10mg，间隔 4 周可增加到最大剂量一日 20mg。17～18 岁：推荐初始剂量为一日 10mg，间隔 4 周可增加到最大剂量一日 80mg。

【药动学特征】

口服吸收迅速，1～2 小时血药浓度达峰，血浆蛋白结合率高，经 CYP3A4 代谢。

【禁忌证】

孕妇及哺乳期妇女禁用。活动性肝病患者禁用。

【相互作用】

与他汀类药物可能产生相互作用的药物包括 HIV 蛋白酶抑制剂（如洛匹那韦、达芦那韦、利托那韦）、唑类抗真菌药（如伊曲康唑、酮康唑）、大环内酯类抗生素（如红霉素、克拉霉素、泰利霉素）、贝特类调脂药（如吉非贝特、苯扎贝特）、烟酸、奈法唑酮、环孢素、胺碘酮、地尔硫䓬、夫地西酸等。

在应用他汀类药物治疗期间，与下列药物合用可增加发生肌病的危险：纤维酸衍生物、调脂剂量的烟酸、环孢霉素或 CYP3A4 强抑制剂（如克拉霉素、HIV 蛋白酶抑制剂及伊曲康唑）。

【不良反应】

不良反应包括横纹肌溶解与肌病。

【特殊人群】

孕妇及哺乳期妇女：属妊娠 X 类药物。孕妇及哺乳期妇女禁用。

肾功能不全患者：无须调整剂量，血液透析不提高本品清除率。

肝功能不全患者：禁用。

【注意事项】

注意本品对骨骼肌、肝功能、内分泌系统、中枢神经系统的影响。

【用药监护】

定期监测肌酸磷酸激酶和肝酶。

21. 瑞舒伐他汀钙片

【适应证及治疗目的】

本品用于治疗经饮食控制和其他非药物治疗（如运动治疗）仍不能适当控制血脂的原发性高胆固醇血症（Ⅱa 型，包括杂合子家族性高胆固醇血症）或混合型血脂异常。

【常用规格】

5mg、10mg、20mg。

【用法用量】

成人：5mg 起始，间隔 4 周调整剂量，最大剂量一日 20mg。

儿童：国外用法用量如下。

杂合子家族性高胆固醇血症：口服。8～10 岁：一次 5～10mg，一日一次；10～17 岁：一次 5～20mg，一日一次。

纯合子家族性高胆红素血症：口服。7～17 岁，一次 20mg，一日一次。

【药动学特征】

口服 5 小时血药浓度达峰，绝对生物利用度为 20%；经肝脏代谢，是细胞色素 P450 代谢的弱底物，约 90% 剂量的瑞舒伐他汀以原形随粪便排出。

【禁忌证】

重度肾功能不全（CrCl<30mL）患者、活动性肝病患者、正使用环孢素的患者禁用。孕妇、哺乳期妇女、备孕妇女禁用。

【相互作用】

其相互作用同阿托伐他汀钙片。

【不良反应】

不良反应包括肌痛、无力、恶心、腹痛、便秘、血糖异常等。

【特殊人群】

孕妇及哺乳期妇女：属妊娠 X 类药物。孕妇及哺乳期妇女禁用。

儿童：国内资料指出，儿童用药安全性和有效性尚不明确。儿科使用的经验局限于少数纯合子家族性高胆固醇血症患儿（年龄≥8 岁），故不建议儿童使用本药。

老年人：低剂量起始，谨慎使用。

肾功能不全患者：轻、中度肾功不全患者无须调整剂量，重度肾功能不全患者禁用。

肝功能不全患者：禁用。

【注意事项】

患者发生疑似间质性肺疾病时，应中止他汀类药物治疗；不推荐本品与夫西地酸合用；注意他汀类药物对骨骼肌、肝功能、内分泌系统、中枢神经系统的影响。

【用药监护】

使用前及使用期间监测肌酸磷酸激酶；

22. 呋塞米注射液

【适应证及治疗目的】

（1）治疗水肿性疾病，如充血性心力衰竭、肝硬化、肾脏疾病（肾炎及各种原因所致的急、慢性肾衰竭），尤其是应用其他利尿药效果不佳时，应用本类药物仍可能有效。可与其他药物合用治疗急性肺水肿和急性脑水肿等。

（2）治疗高血压：一般不作为治疗原发性高血压的首选药物，但当噻嗪类药物疗效不佳，尤其当伴有肾功能不全或出现高血压危象时，本类药物尤为适用。

（3）预防急性肾衰竭：用于治疗各种原因导致的肾脏血流灌注不足，如失水、休克、中毒、麻醉意外以及循环功能不全等，在纠正血容量不足的同时及时应用，可减少急性肾小管坏死的机会。

（4）治疗高钾血症及高钙血症。

（5）治疗稀释性低钠血症，尤其是当血钠浓度低于 120mmol/L 时。

（6）治疗抗利尿激素分泌过多症（SIADH）。

（7）治疗急性药物毒物中毒，如巴比妥类药物中毒等。

【常用规格】

2mL：20mg。

【用法用量】

成人：静脉注射或静脉滴注（滴速不可超过 4mg/min），20mg 起始。

儿童：BNFC（2010—2011）推荐静脉注射。新生儿：一次 0.5~1mg/kg，一日 1~2 次（妊娠 31 周以下早产儿一日一次）；1 个月~12 岁：一次 0.5~1mg/kg（最大剂量 4mg/kg），必要时每 8 小时重复 1 次；12~18 岁：一日 20~40mg，必要时每 8 小时重复 1 次。

【药动学特征】

静脉用，5 分钟起效，0.33 小时达峰，持续时间 2 小时；可透过胎盘，可经乳汁排出，88% 以原型经肾排出。

【禁忌证】

尚不明确。

【相互作用】

其相互作用同呋塞米片。

【不良反应】

其不良反应同呋塞米片。

【特殊人群】

孕妇及哺乳期妇女：属妊娠 C 类药物，如用于妊娠高血压患者为 D 类药物。孕妇及哺乳期妇女慎用。

儿童：新生儿应延长用药间隔。

老年人：慎用。

【注意事项】

其注意事项同呋塞米片。

【用药监护】

监测电解质水平、血尿酸、肝肾功能、血糖和听力。

23. 呋塞米片

【适应证及治疗目的】

本品用于治疗水肿性疾病、高血压、高钾血症及高钙血症、稀释性低钠血症、抗利尿激素分泌过多症（SIADH）、急性药物毒物中毒（如巴比妥类药物中毒等），以及预防急性肾衰竭。

【常用规格】

20mg。

【用法用量】

成人：20mg 起始，最大剂量一日 600mg。

儿童：BNFC（2010—2011）推荐口服。新生儿：一次 0.5mg/kg，一日 1～2 次（妊娠 31 周以下早产儿一日一次）；1 个月～12 岁：一次 0.5mg/kg，一日 2～3 次，一日总量不超 80mg；12～18 岁：一日 20～40mg，一日最大剂量不超过 80～120mg。

【药动学特征】

口服吸收率为 60％～70％，88％以原形经肾排出，12％经肝脏代谢由胆汁排出，肾功能不全患者经肝脏代谢增多。本药不被透析清除。

【禁忌证】

尚不明确。

【相互作用】

（1）糖皮质激素、盐皮质激素，以及促肾上腺皮质激素、雌激素能降低本药的利尿作用，并增加电解质紊乱尤其是低钾血症的发生机会。

（2）非甾体类抗炎药能降低本药的利尿作用，肾损害机会也增加，这与前者抑制前列腺素合成、减少肾血流量有关。

（3）与拟交感神经药物及抗惊厥药物合用，利尿作用减弱。

（4）与氯贝丁酯（安妥明）合用，两药的作用均增强，并可出现肌肉酸痛、肌强直。

（5）与多巴胺合用，利尿作用加强。

（6）饮酒及含酒精制剂和可引起血压下降的药物能增强本药的利尿和降压作用；与巴比妥类药物、麻醉药合用，易引起体位性低血压。

（7）本药可使尿酸排泄减少，血尿酸升高，故与治疗痛风的药物合用时，后者的剂量应做适当调整。

（8）降低降血糖药物的疗效。

（9）降低抗凝药物和抗纤溶药物的作用。利尿后血容量下降，导致血中凝血因子浓度升高，以及利尿使肝血液供应改善、肝脏合成凝血因子增多。

（10）本药加强非去极化肌松药的作用，与血钾浓度下降有关。

（11）与两性霉素、头孢霉素、氨基糖苷类等抗生素合用，肾毒性和耳毒性增加，尤其是原有肾损害时。

（12）与抗组胺药物合用时耳毒性增加，易出现耳鸣、头晕、眩晕。

【不良反应】

不良反应包括水电解质紊乱有关，尤其是大剂量或长期应用时，易出现体位性低血压、休克、低钾血症、低氯血症、低氯性碱中毒、低钠血症、低钙血症以及与此有关的口渴、乏力、肌肉酸痛、心律失常等。

【特殊人群】

孕妇及哺乳期妇女：属妊娠 C 类药物，如用于妊娠高血压患者为 D 类药物。

儿童：治疗水肿性疾病，起始按体重 2mg/kg，口服，必要时每 4~6 小时追加 1~2mg/kg。新生儿应延长用药间隔。

【注意事项】

（1）交叉过敏：对磺胺药和噻嗪类利尿药过敏者，对本药也可能过敏。

（2）对诊断的干扰：可导致血糖升高、尿糖阳性，尤其是糖尿病或糖尿病前期患者，过度脱水可使血尿酸和尿素氮水平暂时性升高。血 Na^+、Cl^-、K^+、Ca^{2+} 和 Mg^{2+} 浓度下降。

（3）下列情况慎用：①无尿或严重肾功能损害者，后者因需加大剂量，故用药间隔时间应延长，以免出现耳毒性等副作用；②糖尿病；③高尿酸血症或有痛风病史者；④严重肝功能损害者，因水电解质紊乱可诱发肝昏迷；⑤对于急性心肌梗死患者，过度利尿可促发休克；⑥胰腺炎或有此病史者；⑦有低钾血症倾向者，尤其是应用洋地黄类药物或有室性心律失常者；⑧本药可加重红斑狼疮病情或诱发活动；⑨前列腺肥大；⑩运动员。

（4）随访检查：①血电解质，尤其是对于合用洋地黄类药物或皮质激素类药物、肝肾功能损害患者；②血压，尤其是大剂量应用于老年人降压；③肾功能；④肝功能；⑤血糖；⑥血尿酸；⑦酸碱平衡情况；⑧听力。

（5）药物剂量应从最小有效剂量开始，然后根据利尿反应调整剂量，以减少水电解质紊乱等副作用的发生。

（6）存在低钾血症或低钾血症倾向时，应注意补充钾盐。

（7）与降压药合用时，降压药剂量应酌情调整。

（8）少尿或无尿患者应用最大剂量后 24 小时仍无效时应停药。

【用药监护】

监测电解质水平、血尿酸、肝肾功能、血糖和听力。

24. 托拉塞米注射液

【适应证及治疗目的】

本品用于需要迅速利尿或不能口服利尿剂的充血性心力衰竭患者、肝硬化腹水患者、肾脏疾病所致的水肿患者。

【常用规格】

2mL：10mg。

【用法用量】

静脉注射，心力衰竭所致的水肿，每日最大剂量 40mg。

【药动学特征】

静脉注射用，1～2 小时血药浓度达峰，清除半衰期为 3.5 小时。

【禁忌证】

肾衰竭无尿患者，肝昏迷前期或肝昏迷患者，对本品或磺酰脲类过敏者，低血压、低血容量、低钾血症或低钠血症的患者，严重排尿困难（前列腺肥大）患者禁用本品。

【相互作用】

（1）本品引起的低钾可加重强心苷类药物的不良反应。

（2）本品可加强盐皮质类固醇和糖皮质类固醇、轻泻剂的钾消耗作用。

（3）非甾体类抗炎药（如吲哚美辛）和丙磺舒可降低本品的利尿和降压作用。

（4）本品可加强抗高血压药物的作用。

（5）本品连续用药或与一种血管紧张素转化酶抑制剂合并用药可能会使血压过度降低。

（6）本品可降低抗糖尿病药物的作用。

（7）在大剂量使用时可能会加重氨基糖苷类抗生素（如卡那霉素、庆大霉素、妥布霉素）、顺铂类制剂和头孢类的耳毒性与肾毒性。

（8）本品可加强箭毒样肌松药和茶碱类药物的作用。

（9）本品可降低去甲肾上腺素和肾上腺素的作用。

（10）当使用大剂量水杨酸盐类时，本品可增加水杨酸盐类的毒性。

【不良反应】

常见不良反应有头痛、眩晕、疲乏、食欲减退、肌肉痉挛、恶心、呕吐、高血糖、高尿酸血症、便秘和腹泻。长期大量使用可能发生水电解质紊乱。

【特殊人群】

孕妇及哺乳期妇女：不推荐使用。

儿童：儿童是否安全尚未明确。

老年人：慎用。

【注意事项】

①使用本品者应定期检查电解质（特别是血钾）、血糖、尿酸、肌酐、血脂等。②使用本品治疗前排尿障碍必须被纠正，特别对老年人或治疗刚开始时，要仔细监测电解质、血容量和血液浓缩的有关症状。③肝硬化腹水患者应用本品进行利尿时，应住院进行治疗，这些患者如利尿过快，可造成严重的电解质紊乱和肝昏迷。④本品与醛固酮拮抗剂或与保钾药物一起使用可防止低钾血症和代谢性碱中毒。⑤前列腺肥大患者排尿困难，使用本品尿量增多可导致尿潴留和膀胱扩张。⑥在刚开始用本品治疗或由其他药物转为使用本品治疗或开始一种新的辅助药物治疗时，个别患者警觉状态受到影响（如在驾驶车辆或操作机械时）。⑦本品必须缓慢静脉注射，本品不应与其他药物混合后静脉注射，但可根据需要用生理盐水或5％葡萄糖注射液稀释。⑧如需长期给药，建议尽早从静脉给药转为口服用药，静脉给药疗程限于1周。

【用药监护】

监测电解质水平、血尿酸、肝肾功能、血糖和听力。

25. 盐酸地尔硫䓬片

【适应证及治疗目的】

本品用于治疗心绞痛，轻、中度高血压。

【常用规格】

30mg。

【用法用量】

口服，每次1～2片，每日3～4次，餐前或睡前服药，如需增加剂量，每日剂量不超360mg。

【药动学特征】

口服，经胃肠吸收（可达80％），有较强首过效应，生物利用度为40％，可经乳汁排出。

【禁忌证】

以下患者禁用本品：病窦综合征未安装起搏器者，Ⅱ或Ⅲ度房室传导阻滞未安装起搏器者，收缩压低于 12kPa（90mmHg）、心率低于 50 次/分者，对本品过敏者，充血性心力衰竭患者。

【相互作用】

（1）β受体阻滞剂：本品与β受体阻滞剂合用耐受性良好。但在左心室功能不全及传导功能障碍患者中资料尚不充分。本品可增加普萘洛尔的生物利用度近50％，因而在开始或停止两药合用时需调整普萘洛尔剂量。

（2）西咪替丁：由于抑制细胞色素 P450 氧化酶，影响本品首过代谢，可明显增加本品血药浓度峰值及药时曲线下面积。

（3）地高辛：有报道本品可使地高辛血药浓度增加 20％，在开始、调整和停止本品治疗时应监测地高辛血药浓度，以免地高辛过量或不足。

（4）麻醉药：麻醉药对心肌收缩、传导、自律性都有抑制，并有血管扩张作用，可与本品产生协同作用。因此，两药合用时须调整剂量。

【不良反应】

不良反应可能包括水肿、头痛、恶心、眩晕、皮疹、无力。

【特殊人群】

孕妇及哺乳期妇女：属妊娠 C 类药物。哺乳期妇女若使用应停止哺乳。

老年人：低剂量起始。

【注意事项】

①本品可延长房室结不应期，除病窦综合征外，不明显延长窦房结恢复时间。罕见情况下此作用可异常减慢心率（特别在病窦综合征患者中）或导致Ⅱ或Ⅲ度房室传导阻滞。②本品有负性肌力作用，心室功能受损的患者应用本品须谨慎。③本品偶可致症状性低血压。④本品罕见急性肝损害，表现为血清碱性磷酸酶、乳酸脱氢酶、谷草转氨酶、谷丙转氨酶明显增高及其他急性肝损害征象。停药可恢复。⑤本品在肝脏代谢，经肾脏和胆汁排出，长期给药应定期监测肝肾功能。肝肾功能受损者应用本品应谨慎。⑥皮肤反应多为暂时的，部分患者继续应用本品皮肤反应可消失。如果皮肤反应为持续性的，应停药或遵医嘱。

【用药监护】

监测血压。

26. 注射用盐酸地尔硫䓬

【适应证及治疗目的】

本品用于室上性心动过速、高血压急症、不稳定性心绞痛的治疗，以及手术时异常高血压的急救处置。

【常用规格】

10mg；50mg。

【用法用量】

将注射用盐酸地尔硫草用 5mL 以上的生理盐水或葡萄糖注射液溶解。

【药动学特征】

单次静脉注射清除半衰期为 1.9 小时，静脉滴注 5~6 小时达稳态。

【禁忌证】

以下患者禁用本品：严重低血压或心源性休克患者、Ⅱ和Ⅲ度房室传导阻滞或病窦综合征［持续窦性心动过缓（心率小于 50 次/分）、窦性停搏和窦房传导阻滞等］患者、严重充血性心力衰竭患者、严重心肌病患者、对药物中任一成分过敏者、妊娠或可能妊娠的妇女。

【相互作用】

其相互作用同盐酸地尔硫草片。

【不良反应】

常见不良反应为心动过缓、低血压、Ⅰ度房室传导阻滞、Ⅱ度房室传导阻滞、房室交界性心律等。

【特殊人群】

孕妇：属妊娠 C 类药物。

老年人：低剂量起始。

【注意事项】

与其他药剂混合时，若 pH 值超过 8，盐酸地尔硫草可能析出。

【用药监护】

治疗期间连续监测心电图和血压。

27. 门冬氨酸钾镁注射液

【适应证及治疗目的】

本品为电解质补充药，可用于低钾血症、洋地黄中毒引起的心律失常（主要是室性心律失常）以及心肌炎后遗症、充血性心力衰竭、心肌梗死的辅助治疗。

【常用规格】

无水门冬氨酸钾：10mL：452mg；无水门冬氨酸镁：10mL：400mg。

【用法用量】

静脉滴注，一次 10~20mL，加入 5％葡萄糖注射液 250mL 或 500mL 中缓慢滴注。如有需要，可在 4~6 小时后重复此剂量，或遵医嘱。

【药动学特征】

尚无数据。

【禁忌证】

高钾血症、急性和慢性肾衰竭、Addison 病、Ⅲ度房室传导阻滞、心源性休克（血压低于 90mmHg）的患者禁用。

【相互作用】

（1）本品能够抑制四环素、铁盐、氟化钠的吸收。

（2）本品与保钾利尿剂和（或）血管紧张素转化酶抑制剂配伍时，可能会发生高钾血症。

【不良反应】

①滴注速度太快可引起高钾血症和高镁血症，还可出现恶心、呕吐、颜面潮红、胸闷、血压下降，偶见血管刺激性疼痛，极少出现心律减慢，减慢滴速或停药后即可恢复。②大剂量可能引起腹泻。

【特殊人群】

孕妇及哺乳期妇女：尚无数据，慎用。

儿童：尚无毒害数据。

老年人：慎用。

【注意事项】

①本品不能肌内注射和静脉推注，静脉滴注速度宜缓慢。②本品未经稀释不得进行注射。③肾功能损害、房室传导阻滞的患者慎用。④有电解质紊乱的患者应常规性检查血钾浓度、镁离子浓度。

【用药监护】

监测电解质水平。

28. 盐酸胺碘酮片

【适应证及治疗目的】

本品用于房性心律失常、结性心律失常、室性心律失常、伴 W－P－W 综合征的心律失常，尤其是合并器质性心脏病者（冠状动脉供血不足及心力衰竭）。

【常用规格】

200mg。

【用法用量】

负荷量：通常一日 600mg（3 片），可以连续应用 8～10 天。维持：宜应用最小有效剂量。根据个体反应，可给予一日 100～400mg。由于胺碘酮的延长治疗作用，可给予隔日 200mg 或一日 100mg。已有推荐每周停药两天的间隙性治疗方法。

【药动学特征】

本品口服吸收迟缓且不规则。生物利用度约为 50%，单剂量口服 3～7 小时血药浓度达峰值。负荷量给药平均在一周（几天到两周）后发挥作用。

【禁忌证】

有以下情况者禁用：

（1）未安装起搏器的窦性心动过缓和窦房传导阻滞、病窦综合征（有窦性停搏的危险）、严重房室传导异常。

（2）甲状腺功能亢进：胺碘酮可能导致甲状腺功能亢进的恶化。

（3）已知对碘、胺碘酮或者其中的赋形剂过敏。

（4）妊娠，尤其是中 3 个月和后 3 个月。

（5）哺乳期。

（6）联合应用以下药物，有可能诱发尖端扭转性室性心动过速：①Ⅰa类抗心律失常药物（奎尼丁、氢化奎尼丁、丙吡胺）；②Ⅲ类抗心律失常药物（索他洛尔、多非利特、伊布利特）；③非抗心律失常药物，如苄普地尔、西沙比利、二苯美伦、红霉素（静脉内给药）、咪唑斯汀、莫西沙星、螺旋霉素（静脉内给药）、长春胺（静脉内给药）等；④舒托必利；⑤精神抑制制剂，喷他脒（静脉注射）。

【相互作用】

（1）抗心律失常药：不建议合并使用同种类的抗心律失常药，合并使用具有负性肌力、减慢心率和（或）减缓房室传导效应的药物时需进行密切的临床和心电图监测。

（2）容易导致尖端扭转性室性心动过速的药物：通常禁止将两种可导致尖端扭转性室性心动过速的药物合用。然而美沙酮和某些亚组药物例外：①抗寄生虫药（卤泛群、本芴醇和喷他脒）不宜与其他可导致尖端扭转性室性心动过速的药物合用；②可诱发尖端扭转性室性心动过速的精神安定药亦不适宜，但不严禁与其他可致尖端扭转性室性心动过速的药物合用。

（3）减慢心率药：减慢心率药会导致室性心律失常特别是扭转性室性心动过速的风险增加，应进行临床和心电图监测。

（4）不推荐合用药物同盐酸胺碘酮注射液。

【不良反应】

常见不良反应有甲状腺异常、间质性肺炎、角膜微沉积、光敏反应、不适、乏力、震颤、肝酶升高、心动过缓、充血性心力衰竭、恶心、呕吐、厌食和便秘。

【特殊人群】

孕妇及哺乳期妇女：属妊娠 D 类药物。妊娠中后期禁用。哺乳期妇女禁用。

儿童：不推荐儿童使用。

老年人：低剂量起始，严密监测肝肾功能。

【注意事项】

有以下情况者用药需谨慎：

心脏异常、严重心动过缓、甲状腺异常、肺脏毒性、肝脏损害、神经肌肉异常、眼部异常。

【用药监护】

治疗之前，必须行 ECG 和血清钾检查，治疗期间推荐监测 ECG。

29. 盐酸胺碘酮注射液

【适应证及治疗目的】

当不宜口服给药时应用本品治疗严重的心律失常，尤其适用于下列情况：房性心律失常伴快速室性心律、W－P－W 综合征的心动过速、严重的室性心律失常、体外电除颤无效的室颤相关心脏停搏的心肺复苏。

【常用规格】

3mL：150mg。

【用法用量】

首次负荷滴注 15mg/min→1mg/min（前 10 分钟给药 150mg，随后 6 小时给药 360mg），维持滴注 0.5mg/min（剩余 18 小时给药 540mg）。

【药动学特征】

注射后 15 分钟作用达最大，4 小时后作用消失。

【禁忌证】

有以下情况者禁用：

(1) 未安置人工起搏器的窦性心动过缓、窦房传导阻滞、窦房结疾病（有窦性停搏的危险）、高度房室传导障碍、双或三分支传导阻滞（除非安装永久人工起搏器）。

(2) 甲状腺功能异常。

(3) 已知对碘、胺碘酮或其中的辅料过敏。

(4) 妊娠。

(5) 循环衰竭。

(6) 严重低血压。

(7) 静脉推注禁用于低血压、严重呼吸衰竭、心肌病或心力衰竭的患者（可能导致病情恶化）。

(8) 3 岁以下儿童（因含有苯甲醇）。

(9) 本品含苯甲醇，禁止用于儿童肌内注射。

(10) 哺乳期。

(11) 与某些可导致尖端扭转性室性心动过速的药物合用（不包括抗寄生虫

药物、抗精神病药和美沙酮）：①Ⅰa类抗心律失常药（奎尼丁、双氢奎尼丁、丙吡胺）；②Ⅲ类抗心律失常药（索他洛尔、多非利特、伊布利特）；③其他药物，如砷化物、苄普地尔、西沙必利、西酞普兰、依他普仑、二苯马尼、静脉注射多拉司琼、多潘立酮、决奈达隆、静脉注射红霉素、左氧氟沙星、甲喹吩嗪、咪唑斯汀、莫西沙星、普卢卡必利、静脉注射螺旋霉素、静脉注射长春胺；④舒托必利；⑤特拉匹韦；⑥可比司他；⑦精神抑制剂，喷他脒（静脉注射时）。

　　注意：这些禁忌证不适用于胺碘酮用于体外电除颤无效的室颤相关心脏停搏的心肺复苏急诊治疗。

【相互作用】

不建议胺碘酮与下列药物合用：β受体阻滞剂、减慢心率的钙通道阻滞剂（维拉帕米、地尔硫䓬）、可能导致低钾血症的刺激性通便剂、环孢素、某些抗寄生虫药（卤泛群、本芴醇及喷他脒）、某些抗精神病药（氨磺必利、氯丙嗪、氰美马嗪、氟哌利多、氟哌噻吨、氟奋乃静、氟哌啶醇、左美丙嗪、匹莫齐特、匹洋哌隆、哌泊噻嗪、舍吲哚、舒必利、舒托必利、硫必利、氯哌噻吨）、喹诺酮类［除左氧氟沙星和莫西沙星（禁忌联合给药）］、刺激性泻药、美沙酮或芬戈莫德。

【不良反应】

罕见间质性肺炎，常见心动过缓、甲状腺异常、恶心、注射部位静脉炎等。

【特殊人群】

孕妇及哺乳期妇女：属妊娠D类药物。孕妇及哺乳期妇女禁用。

儿童：不推荐使用。

老年人：应在心电监护下使用。

【注意事项】

①必须预防低血钾的发生（并纠正低血钾）；应当对QT间期进行监测，如果出现尖端扭转性室性心动过速，不得使用抗心律失常药物（应给予心室起搏，可静脉给予镁剂）。②由于存在血流动力学风险（重度低血压、循环衰竭），通常不推荐静脉注射；只要有可能，优先采用静脉滴注。③静脉注射仅用于体外电除颤无效的室颤相关心脏停搏的心肺复苏等紧急情况，且应在持续监护（心电图、血压）下使用，推荐在重症监护室中应用。④剂量约为5mg/kg体重。除体外电除颤无效的室颤相关心脏停搏的心肺复苏外，胺碘酮的注射时间应至少超过3分钟。首次注射后的15分钟内不可重复进行静脉注射，即使随后剂量仅为1安瓿（可能造成不可逆衰竭）。⑤同一注射器中不可混入其他制剂；不可在同一注射容器中加入其他药品；如胺碘酮需持续给药，应采用静脉滴注方式。⑥为避免注射部位的反应，胺碘酮应尽可能通过中心静脉途径给药。

【用药监护】

应监测低血压、重度呼吸衰竭、失代偿性或重度心力衰竭的发生，以及电解质、甲状腺功能、肝肾功能等。

30. 盐酸艾司洛尔注射液

【适应证及治疗目的】

本品用于心房颤动、心房扑动时控制心室率，以及围术期高血压、窦性心动过速。

【常用规格】

2mL∶200mg。

【用法用量】

（1）心房颤动、心房扑动时控制心室率：成人先静脉注射负荷量，0.5mg/（kg·min），约1分钟，随后静脉滴注维持量，自0.05mg/（kg·min）开始，4分钟后若疗效理想则继续维持，若疗效不佳可重复给予负荷量并将维持量以0.05mg/（kg·min）的幅度递增。维持量最大可加至0.3mg/（kg·min），但0.2mg/（kg·min）以上的剂量未显示能带来明显的好处。

（2）围术期高血压或心动过速：①即刻控制剂量为1mg/kg，30秒内静脉注射，继续给予0.15mg/（kg·min）静脉滴注，最大维持量为0.3mg/（kg·min）。②逐渐控制剂量同室上性心动过速的治疗。③治疗高血压的用量通常较治疗心律失常的用量大。

【药动学特征】

经适当的负荷量，继以0.05～0.3mg/（kg·min）的剂量静脉滴注，本品于5分钟内即可达到稳态血药浓度（如不用负荷量，则需30分钟达稳态血药浓度）。本品的分布半衰期（$t_{1/2\alpha}$）约2分钟，消除半衰期（$t_{1/2\beta}$）约9分钟。

【禁忌证】

支气管哮喘或有支气管哮喘病史患者、严重慢性阻塞性肺疾病患者、窦性心动过缓患者、Ⅱ或Ⅲ度房室传导阻滞患者、难治性心功能不全患者、心源性休克患者、对本品过敏者禁用。

【相互作用】

（1）与交感神经节阻断剂合用，会有协同作用，应防止发生低血压、心动过缓、晕厥。

（2）与华法林合用，本品的血药浓度可能会升高，但临床意义不大。

（3）与地高辛合用，地高辛血药浓度可升高10%～20%。

（4）与吗啡合用，本品的稳态血药浓度会升高46%。

（5）与琥珀胆碱合用，可延长琥珀胆碱的神经肌肉阻滞作用5～8分钟。

（6）本品会降低肾上腺素的药效。

（7）本品与异搏定合用于心功能不良患者会导致心脏停搏。

【不良反应】

大多数不良反应为轻度、一过性。最重要的不良反应是低血压。

【特殊人群】

孕妇及哺乳期妇女：属妊娠 C 类药物。孕妇及哺乳期妇女慎用。

老年人：无数据，慎用。

【注意事项】

①高浓度给药（>10mg/mL）会造成严重的静脉反应，包括血栓性静脉炎，20mg/mL 的浓度在血管外可造成严重的局部反应，甚至坏死，故应尽量经大静脉给药。②本品酸性代谢产物经肾消除，半衰期约 3.7 小时，肾病患者则约为正常的 10 倍，故肾衰竭患者使用本品需注意监测。③糖尿病患者应用时应小心，因本品可掩盖低血糖反应。④支气管哮喘患者应慎用。⑤运动员慎用。

【用药监护】

用药期间需监测血压、心率、心功能变化。

31. 地高辛片

【适应证及治疗目的】

（1）用于高血压、瓣膜性心脏病、先天性心脏病等急性和慢性心功能不全，尤其适用于伴有快速心室率的心房颤动的心功能不全；对于肺源性心脏病、心肌严重缺血、活动性心肌炎，以及心外因素如严重贫血、甲状腺功能低下及维生素 B_1 缺乏症导致的心功能不全疗效差。

（2）用于控制伴有快速心室率的心房颤动、心房扑动患者的心室率及室上性心动过速。

【常用规格】

0.25mg。

【用法用量】

（1）成人：口服，常用 0.125～0.5mg（即 1/2～2 片），每日 1 次，7 天可达稳态血药浓度。若达快速负荷量，可每 6～8 小时给药 0.25mg（1 片），总剂量 0.75～1.25mg/d（每日 3～5 片）。维持量，每日 1 次，0.125～0.5mg（每日 1 次，每次 1/2～2 片）。

（2）小儿：口服。本品总量：早产儿，0.02～0.03mg/kg；1 个月以下新生儿，0.03～0.04mg/kg；1 个月～2 岁，0.05～0.06mg/kg；2～5 岁，0.03～0.04mg/kg；5～10 岁，0.02～0.035mg/kg；10 岁及以上，照成人常用量。本品总量分 3 次或每 6～8 小时给予。维持量为总量的 1/5～1/3，分 2 次，每 12 小时

1 次或每日 1 次。对婴幼儿（尤其是早产儿）需仔细滴定剂量，密切监测血药浓度和心电图。近年来研究证明，地高辛逐日给予一定剂量，经 6~7 天能在体内达到稳定的浓度而发挥全效作用，因此，病情不急而又易中毒者，可逐日按 $5.5\mu g/kg$ 给药，也能获得满意的治疗效果，并能减少中毒发生率。

【药动学特征】

口服吸收率约 75%，生物利用度为 60%~80%，口服起效时间 0.5~2 小时，血浆浓度达峰时间 2~3 小时，获最大效应时间为 4~6 小时。地高辛消除半衰期平均为 36 小时。

【禁忌证】

有以下情况者禁用：使用钙注射剂，任何洋地黄类制剂中毒，室性心动过速、心室颤动，梗阻性肥厚型心肌病（若伴收缩功能不全或心房颤动仍可考虑），预激综合征伴心房颤动或扑动。

【相互作用】

（1）与两性霉素 B、皮质激素或失钾利尿剂如布美他尼、依他尼酸等同用时，可引起低血钾而导致洋地黄中毒。

（2）与制酸药（尤其是三硅酸镁）或止泻吸附药如白陶土、果胶、考来烯胺和其他阴离子交换树脂、柳氮磺吡啶或新霉素、对氨基水杨酸同用时，可抑制洋地黄强心苷吸收而导致强心苷作用减弱。

（3）与抗心律失常药、钙盐注射剂、可卡因、泮库溴铵、萝芙木碱、琥珀胆碱或拟肾上腺素类药同用时，可因作用相加而导致心律失常。

（4）有严重或完全性房室传导阻滞且血钾正常的应用洋地黄的患者不应同时应用钾盐，但噻嗪类利尿剂与本品同用时，常须给予钾盐，以防止低钾血症。

（5）β 受体阻滞剂与本品同用，有导致房室传导阻滞发生严重心动过缓的可能，应重视。但并不排除 β 受体阻滞剂用于洋地黄不能控制心室率的室上性快速心律失常。

（6）与奎尼丁同用，可使本品血药浓度提高约 1 倍，提高程度与奎尼丁用量相关，甚至可达到中毒浓度，即使停用地高辛，其血药浓度仍继续上升，这是奎尼丁从组织结合处置换出地高辛，减少其分布容积之故。两药合用时应酌减地高辛用量 1/3~1/2。

（7）与维拉帕米、地尔硫草、胺碘酮合用时，由于降低肾及全身对地高辛的清除率而提高其血药浓度，可引起严重心动过缓。

（8）螺内酯可延长本品半衰期，需调整剂量，或给药间期随访监测本品的血药浓度。

（9）血管紧张素转化酶抑制剂及其受体拮抗剂可使本品血药浓度增高。

（10）依酚氯铵与本品合用可导致明显的心动过缓。

（11）吲哚美辛可减少本品的肾清除，使本品半衰期延长，有中毒危险，需监测血药浓度及心电图。

（12）与肝素同用时，由于本品可能部分抵消肝素的抗凝作用，需调整肝素用量。

（13）洋地黄化时静脉用硫酸镁应极其谨慎，尤其是静脉注射钙盐时，可发生心脏传导阻滞。

（14）红霉素由于改变胃肠菌群，可增加本品在胃肠的吸收。

（15）甲氧氯普胺因促进肠道运动而减少地高辛的生物利用度约 25%。普鲁本辛因抑制肠道蠕动而提高地高辛生物利用度约 25%。

【不良反应】

常见的不良反应包括促心律失常作用、胃纳不佳或恶心、呕吐（刺激延髓中枢）、下腹痛、异常无力、软弱以及洋地黄中毒（心律失常、黄绿视、腹泻等）。

【特殊人群】

孕妇及哺乳期妇女：属妊娠 C 类药物。本品可通过胎盘，故妊娠后期母体用量可能增加，分娩后 6 周须减量。本品可排入乳汁，哺乳期妇女应用必须权衡利弊。

儿童：建议根据体重或体表面积给药。

老年人：减少剂量。

【注意事项】

①不宜与酸、碱类配伍。②有以下情况者慎用：低钾血症、不完全性房室传导阻滞、高钙血症、甲状腺功能低下、缺血性心脏病、心肌梗死、心肌炎、肾功能损害。③应用本品剂量应个体化。

【用药监护】

用药期间应注意随访检查：①血压、心率及心律；②心电图；③心功能；④电解质，尤其是钾、钙、镁；⑤肾功能。应用时注意监测地高辛血药浓度。

32. 去乙酰毛花苷注射液

【适应证及治疗目的】

本品主要用于治疗心力衰竭，由于其作用较快，适用于急性心功能不全或慢性心功能不全急性加重的患者，亦可用于控制伴快速心室率的心房颤动、心房扑动患者的心室率。

终止室上性心动过速起效慢，现已少用。

【常用规格】

2mL：0.4mg。

【用法用量】

成人：用 5% 葡萄糖注射液稀释后缓慢注射，首剂 0.4～0.6mg，以后每 2～4 小时可再给 0.2～0.4mg，总量 1～1.6mg。

儿童：按下列剂量分 2～3 次间隔 3～4 小时给予。早产儿和足月新生儿或肾功能减退、心肌炎患儿，按体重 0.022mg/kg 肌内注射或静脉注射；2 周～3 岁，按体重 0.025mg/kg。本品静脉注射获满意疗效后，可改用地高辛常用维持量以保持疗效。

【药动学特征】

静脉注射后，10～30 分钟起效，1～3 小时作用达高峰，作用持续 2～5 小时，血浆蛋白结合率低，经肾排出。排出较快，蓄积较少。

【禁忌证】

有以下情况者禁用：任何强心苷制剂中毒，室性心动过速、心室颤动，梗阻性肥厚型心肌病（若伴收缩功能不全或心房颤动仍可考虑），预激综合征伴心房颤动或扑动。

【相互作用】

其相互作用同地高辛片。

【不良反应】

常见的不良反应包括促心律失常作用、胃纳不佳或恶心、呕吐（刺激延髓中枢）、下腹痛、异常无力、软弱以及洋地黄中毒（心律失常、黄绿视、腹泻等）。

【特殊人群】

孕妇：同地高辛片。

儿童：见用法用量。

老年人：减少剂量。

【注意事项】

①有以下情况者慎用：低钾血症、不完全性房室传导阻滞、高钙血症、甲状腺功能低下、缺血性心脏病、急性心肌梗死早期（AMI）、心肌炎活动期、肾功能损害。②过量时，由于蓄积少，一般于停药后 1～2 天中毒表现可以消退。

【用药监护】

用药期间应注意随访检查：①血压、心率及心律；②心电图；③心功能；④电解质，尤其是钾、钙、镁；⑤肾功能。疑有洋地黄中毒时，应做地高辛血药浓度测定。

33. 米力农注射液

【适应证及治疗目的】

本品用于急性失代偿性心力衰竭患者的短期静脉治疗。

【常用规格】

5mL：5mg。

【用法用量】

成人：负荷剂量 $25\sim75\mu g/kg$，$5\sim10$ 分钟缓慢静脉注射，以后以 $0.25\sim1.0\mu g/kg$ 维持。每日最大剂量不超过 $1.13mg/kg$。

【药动学特征】

静脉给药 $5\sim15$ 分钟生效，清除半衰期为 $2\sim3$ 小时，血浆蛋白结合率为 70%。

【禁忌证】

对米力农过敏者。

【相互作用】

当呋塞米加入含有米力农的注射液中时，会迅速发生化学反应而出现沉淀。因此呋塞米不能与米力农在同一静脉通路中输注。

【不良反应】

不良反应包括头痛、室性心律失常、无力。过量时可有低血压、心动过速。

【特殊人群】

孕妇及哺乳期妇女：未进行相关实验且无可靠参考文献。

儿童：未进行相关实验且无可靠参考文献。

老年人：未进行相关实验且无可靠参考文献。

【注意事项】

①严重快速性心律失常、低血压以及肝肾功能损害的患者慎用。②给药前和用药期间需注意纠正低血容量、电解质失衡，并进行必要的辅助呼吸等措施。③米力农主要经肾排出，肾功能下降的患者血药浓度增高，应调整给药速度并加强监测。

【用药监护】

监测呼吸、血压、心率等生命体征。

七　急重症用药

（一）镇痛镇静肌松药物

1. 咪达唑仑

【适应证及治疗目的】

本品用于重症监护成年患者机械通气的镇静。

【常用规格】

2mL：10mg。

【用法用量】

成人：咪达唑仑用于持续滴注时，建议用 0.9％氯化钠注射液或 5％葡萄糖注射液稀释至 0.5mg/mL，如需滴注快速引起镇静的剂量，0.01～0.05mg/kg（正常成人为 0.5～4mg）的剂量必须缓慢给予或持续滴注数分钟。

维持麻醉的通常起始滴注速度为 0.02～0.1mg/（kg·h）。

儿童：术前或术中镇静、抗焦虑、抗记忆缺失。

肌内注射：儿童（非新生儿）通常剂量为 0.1～0.15mg/kg，根据需要可高达 0.5mg/kg。总剂量通常不应超过 10mg。如与阿片类药合用，必须降低每种药物的起始剂量。

静脉滴注：①小于 6 个月，剂量调整时应少量增量，直至达临床效果，并仔细监测。②6 个月至 5 岁，起始剂量为 0.05～0.1mg/kg，可能需 0.6mg/kg 的总剂量以达临床效果，但不应超过 6mg。③6～12 岁，起始剂量为 0.025～0.05mg/kg，可能需 0.4mg/kg 的总剂量以达临床效果，但不应超过 10mg。④12～16 岁，用法用量同成人，但总剂量不应超过 10mg。

重症监护病房的镇静、抗焦虑、抗记忆缺失。

静脉滴注：①儿童（非新生儿），插管患者的起始剂量为 0.05～0.2mg/kg，至少滴注 2～3 分钟，可按该剂量持续静脉滴注以维持镇静效果。起始滴注速度为 0.06～0.12mg/（kg·h）[1～2μg/（kg·min）]。根据需要可加快或减慢滴注速度（通常为起始或后续滴注速度的 25％）或补充剂量以增加或维持所需的效果。②新生儿，孕周小于 32 周的新生儿应以 0.03mg/（kg·h）[0.5μg/（kg·min）] 的速度开始持续静脉滴注，孕周大于 32 周的新生儿应以 0.06mg/kg/h（1μg/kg/min）

128

的速度开始持续静脉滴注。新生儿不应静脉注射负荷剂量，但在最初的数小时内可加快滴注速度以获得治疗所需的血药浓度。

【药动学特征】

本品肌肉给药迅速吸收，生物利用度高达 90％以上。在成人与 1 周岁的儿童血浆蛋白结合率大约为 97％，主要与白蛋白结合。清除半衰期为 1.8～6.4 小时（平均为 3 小时）。

【禁忌证】

对苯二氮䓬过敏者、急性窄角型青光眼患者禁用。

【相互作用】

（1）咪达唑仑可增强催眠药、镇静药、抗焦虑药、抗抑郁药物、抗癫痫药物、麻醉药和镇静性抗组胺药的中枢抑制作用。

（2）一些肝酶抑制药，特别是细胞色素 P450 3A4 抑制药物，可影响咪达唑仑的药代动力学，使其镇静作用延长。

【不良反应】

常见不良反应为嗜睡、镇静过度、头痛、幻觉、呃逆和喉痉挛。静脉注射还可发生呼吸抑制及血压下降。

【特殊人群】

孕妇及哺乳期妇女：有致畸作用，属妊娠 D 类药物。可随乳汁排出，哺乳期妇女慎用。

儿童及新生儿单剂量肌内注射，间歇或连续用于镇静、抗焦虑、抗记忆缺失的安全性和有效性已经建立。对于没有插管、小于 6 个月的患儿资料有限。高危或虚弱的患儿，与或不与其他镇静药合用本药均应减量。血流动力学不良的患儿开始滴注本药时，应以小剂量逐步增至起始剂量。

老年人：由于老年人会改变药物的分布以及其肝肾功能减弱，故应减少药物剂量。

【注意事项】

①咪达唑仑的剂量必须个体化，尤其是与能产生中枢神经系统抑制作用的药物合用时。②有报道咪达唑仑注射后出现严重心肺不良事件，包括呼吸抑制、气道梗阻、血氧饱和度下降、窒息、呼吸骤停等。

【用药监护】

用药时需监测血压、心率等生命体征。

2. 丙泊酚

【适应证及治疗目的】

本品用于重症监护成年患者机械通气的镇静。

【常用规格】

50mL：500mg。

【用法用量】

重症监护期间镇静的用法用量如下。

成人：大多数患者的输注速率为 0.3~4.0mg/（kg·h），可达满意的镇静效果。患者接受本品用于 ICU 镇静时，不应超过 4.0mg/（kg·h），除非患者的获益大于风险。

重症监护患者辅助通气治疗时镇静的用法用量如下：静脉给药。16 岁以上儿童的用法用量同成人。

【药动学特征】

一室中的分布半衰期为 2~4 分钟，迅速消除（半衰期为 30~60 分钟）。丙泊酚分布广泛，并迅速从机体清除，主要通过肝脏代谢，代谢产物从尿液中排出。

【禁忌证】

（1）对本品中任一成分过敏者禁用。

（2）本品禁用于因哮喘或会厌炎接受重症监护的各种年龄儿童的镇静。

【相互作用】

神经-肌肉阻滞剂，如阿曲库铵及美维库铵在静脉通路冲洗前不能与本品经同一静脉输液通道给药。

【不良反应】

常见不良反应有低血压、心动过缓、复苏期恶心及呕吐、复苏期头痛。

【特殊人群】

孕妇及哺乳期妇女：孕妇禁用丙泊酚。但在妊娠前 3 个月终止妊娠时，已有使用本品的经验。该药禁用于产科麻醉。哺乳期妇女使用本品后，对新生儿的安全性尚未被肯定。

儿童：本品禁用于 1 个月以下儿童，慎用于 3 岁以下儿童的全身麻醉，禁用于 16 岁以下重症监护儿童的镇静。

老年人：当丙泊酚用于镇静时，其输注速率应降低。严禁快速注射（单次或重复）给药，因为可能导致老年人循环呼吸系统抑制。

【注意事项】

①丙泊酚注射液应该由受过训练的麻醉医师或重症监护病房医师给药。丙泊酚乳状液不应由外科医师或诊断手术医师给药。②脂肪代谢紊乱患者和必须小心使用脂肪乳的其他情况下，应用本品要谨慎。③单次输注本品必须不超过 12 小时。

【用药监护】

监测血压、心率等生命体征。

3. 舒芬太尼

【适应证及治疗目的】

本品用于重症监护成年患者机械通气的镇痛。

【常用规格】

1mL：50μg、2mL：100μg、5mL：250μg。

【用法用量】

成人：在以枸橼酸舒芬太尼为主的全身麻醉中，舒芬太尼用药总量可为 8～30μg/kg。当临床表现显示镇痛效应减弱时可按 0.35～1.4μg/kg 体重追加维持剂量（相当于舒芬太尼注射液 0.5～2.0mL/70kg 体重）。

儿童：用于 2～12 岁儿童以枸橼酸舒芬太尼为主的全身麻醉中时用药总量建议为 10～12μg/kg 体重。

【药动学特征】

平均清除半衰期为 784 分钟。在研究剂量范围内生物转化主要在肝与小肠内进行，在 24 小时内所给药物的 80％被排出，2％以原形排出。有 92.5％的舒芬太尼与血浆蛋白结合。

【禁忌证】

对舒芬太尼或其他阿片类药物过敏者禁用。禁止与单胺氧化酶抑制剂同时使用。在使用舒芬太尼前 14 天内用过单胺氧化酶抑制剂者，禁用本品。急性肝卟啉症患者禁用。呼吸抑制患者禁用。低血容量、低血压患者禁用。重症肌无力患者禁用。

【相互作用】

（1）同时使用巴比妥类制剂、阿片类制剂、镇静剂、神经安定类制剂、酒精及其他麻醉剂或其他对中枢神经系统有抑制作用的药物，可能导致本品对呼吸和中枢神经的抑制作用加强。

（2）实验资料提示 CYP3A4 抑制剂，如红霉素、酮康唑、伊曲康唑会抑制舒芬太尼的代谢从而延长呼吸抑制时间。如果必须与上述药物同时使用，应该对患者进行特殊监测，并且应降低本品的剂量。

【不良反应】

不良反应包括典型的阿片样症状，如呼吸抑制、呼吸暂停、骨骼肌强直（脚肌强直）、低血压、心动过缓、恶心、呕吐、尿潴留。

【特殊人群】

孕妇及哺乳期妇女：禁用。

儿童：新生儿禁用本药。用于 2 岁以下儿童的有效性和安全性的资料非常有限。用于 2~12 岁儿童以枸橼酸舒芬太尼为主的全身麻醉中的用药总量建议为 10~12μg/kg 体重。

老年人：建议减少剂量，具体情况说明书未提及。

【注意事项】

①在颅脑创伤和颅内压增高的患者中谨慎使用。避免对有脑血流量减少的患者应用快速的静脉推注方法给予阿片类药物，如本品。②呼吸抑制往往是剂量相关的，可用特异性拮抗剂（如纳洛酮）使其完全逆转。由于呼吸抑制持续的时间可能长于其拮抗剂的效应，有可能需要重复使用拮抗剂。③甲状腺功能低下患者、肺疾病患者、肝和（或）肾功能不全患者、老年人、肥胖者、酒精中毒者和使用过其他已知对中枢神经系统有抑制作用的药物的患者，在使用本品时均需要特别注意。

【用药监护】

监测呼吸、血压、心率等生命体征。

4. 右美托咪定

【适应证及治疗目的】

本品用于重症监护成年患者机械通气的镇静。

【常用规格】

2mL：200μg。

【用法用量】

成人：配成 4μg/mL 浓度以 1μg/kg 的剂量缓慢静脉注射，输注时间超过 10 分钟。

配制方法：本品在给药前必须用 0.9%氯化钠注射液稀释至 4μg/mL。可取出 2mL 本品加入 48mL 0.9%氯化钠注射液中形成总的 50mL 溶液。

【药动学特征】

快速分布相的分布半衰期大约为 6 分钟，终末清除半衰期大约为 2 小时，在不同浓度试验中其平均血浆蛋白结合率为 94%，男性和女性的血浆蛋白结合率相似。本品几乎完全被生物转化，极少以原形从尿液和粪便中排出。

【禁忌证】

对本品及其成分过敏者禁用。

【相互作用】

（1）同时给予本品和麻醉剂、镇静剂、催眠药、阿片类可能导致药物作用增强。

（2）右美托咪定和异氟烷、丙泊酚、阿芬太尼、咪达唑仑之间没有药动学相互作用，但由于可能的药效学相互作用，当同时使用时，可能要求降低本品或伴随的麻醉剂、镇静剂、催眠药和阿片类药物的剂量。

【不良反应】

常见不良反应有低血压、心动过缓及口干。

【特殊人群】

孕妇及哺乳期妇女：只有在潜在收益大于对胎儿潜在危险时才可以在孕妇中使用。本品对待产和哺乳期妇女的安全性尚无研究资料。尚不知本品是否分泌到乳汁中，哺乳期妇女慎用。

儿童：本品对18岁以下儿童患者的安全性和有效性尚不明确，因此不推荐用于这些人群。

老年人：应当谨慎选择剂量，并监测肾功能。

【注意事项】

①如果给药超过24小时并且突然停止，可能会导致紧张、激动和头痛，伴随血压迅速升高。②肝脏损伤：由于右美托咪定的清除率随着肝脏损伤的严重程度增加而下降，对于肝脏损伤的患者应该考虑减少剂量。

【用药监护】

监测血压、心率等生命体征。

5. 维库溴铵

【适应证及治疗目的】

本品用于气管插管时的辅助治疗。

【常用规格】

4mg。

【用法用量】

本品仅供静脉注射或静脉滴注，不可肌内注射。

溶剂：本品可用0.9%氯化钠注射液或5%葡萄糖注射液溶解成1mg/mL浓度，再进一步稀释为40mg/L浓度使用。

气管插管时用量为0.08~0.12mg/kg，3分钟内达插管状态。

【药动学特征】

本品静脉注射后体内迅速分布，主要分布于细胞外液，分布半衰期为（2.2±1.4）分钟。药物以原形和代谢产物主要由胆汁排出。肾衰竭时可通过肝脏消除来代偿。心血管疾病、高龄、水肿等导致分布容积增加，延长起效时间。

【禁忌证】

对维库溴铵或溴离子有过敏史者禁用。

【相互作用】

（1）下列药物可增强维库溴铵的效应：芬太尼、氨基糖苷类、大剂量甲硝唑、利尿剂等。

（2）下列药物可使本品作用减弱：去甲肾上腺素、长期使用皮质类固醇药物。

【不良反应】

过敏反应虽罕见，但应引起注意。与神经－肌肉阻断药可发生交叉过敏反应。

【特殊人群】

孕妇及哺乳期妇女：孕妇使用本品尚无足够资料证明对胎儿有潜在危害，但应权衡利弊决定是否使用。对该药能否进入乳汁中尚不明确。

儿童：7周至1岁的婴儿对本品的敏感性比成人高，其肌张力恢复时间也延长1.5倍。

老年人：可延长起效时间。

【注意事项】

本品可致肌肉松弛，使用时应给患者机械通气，直至自主呼吸恢复。脓毒血症、肾衰竭的患者慎用。肝硬化、胆汁淤积或严重肾功能不全的患者，持续时间及恢复时间均延长。

【用药监护】

监测呼吸、血压、心率等生命体征，以及锥体外系反应等不良反应。

（二）血管活性药物

1. 去甲肾上腺素

【适应证及治疗目的】

本品用于治疗体外循环等引起的低血压。

【常用规格】

1mL：2mg。

【用法用量】

用5%葡萄糖注射液或葡萄糖氯化钠注射液稀释后静脉滴注。

成人：开始以每分钟 $8\sim12\mu g$ 的速度滴注，调整滴速以使血压升到理想水平；维持量为每分钟 $2\sim4\mu g$。必要时可按医嘱超越上述剂量，但需要保持或补充血容量。

儿童：开始按体重以每分钟 $0.02\sim0.1\mu g/kg$ 的速度滴注，按需要调节滴速。

【药动学特征】

静脉给药后起效迅速，停止滴注后作用时间维持 1～2 分钟，主要在肝内代谢成无活性的代谢产物，经肾排出，仅微量以原形排出。

【禁忌证】

禁止与含有卤素的麻醉剂和其他儿茶酚胺类药合并使用。可卡因中毒及心动过速患者禁用。

【相互作用】

（1）与 β 受体阻滞剂同用，各自的疗效降低，β 受体阻滞后 α 受体作用突出，可发生高血压、心动过缓。

（2）与降压药同用可抵消或减弱降压药的作用，与甲基多巴同用还使本品加压作用增强。

（3）与洋地黄类药物同用，易导致心律失常，需严密注意心电监测。

（4）与三环类抗抑郁药合用时，由于抑制组织吸收本品或增强肾上腺素受体的敏感性，可加强本品的心血管作用，引起心律失常、心动过速、高血压或高热，如必须合用，则开始时本品用量需小，并监测心血管作用。

【不良反应】

①药液外漏可引起局部组织坏死。②本品强烈的血管收缩作用可以使重要器官血流减少，肾血流锐减后尿量减少，组织供血不足导致缺氧和酸中毒；持久或大量使用时，可使回心血量减少，外周血管阻力升高，心排血量减少，后果严重。③应重视的反应包括静脉输注时沿静脉径路皮肤发白，注射局部皮肤破溃，皮肤发绀、发红，严重眩晕，上述反应虽少见，但后果严重。④在缺氧、电解质紊乱、器质性心脏病患者中使用或逾量时，可出现心律失常，血压升高后可出现反射性心率减慢。

【特殊人群】

孕妇及哺乳期妇女：应权衡利弊慎用。

儿童：应选用粗大静脉并需要定期更换注射部位。

老年人：老年人长期或大量使用，可使心排血量减少。

【注意事项】

缺氧、高血压、动脉硬化、甲状腺功能亢进、糖尿病、闭塞性血管炎、血栓病的患者慎用。用药过程中必须监测动脉压、中心静脉压、尿量、心电图。

【用药监护】

监测呼吸、血压、心率等生命体征。

2. 肾上腺素

【适应证及治疗目的】

用于各种原因引起的心脏骤停进行心肺复苏抢救。

【常用规格】

1mL：1mg。

【用法用量】

以 0.25－0.5mg 以 10mL 生理盐水稀释后静脉注射（或心内注射），同时进行心脏按压，人工呼吸纠正酸中毒。

【药动学特征】

皮下注射由于局部血管收缩使之吸收缓慢，肌内注射吸收较皮下注射为快。皮下注射 6~15 分钟起效，作用维持 1~2 小时，肌内注射作用维持 80 分钟左右。仅有少量原形药物由尿液排出。本药可通过胎盘，不易透过血－脑屏障。

【禁忌证】

高血压、器质性心脏病、冠状动脉疾病、糖尿病、甲状腺功能亢进、洋地黄中毒、外伤性及出血性休克、心源性哮喘的患者禁用。

【相互作用】

（1）与洋地黄类药物、三环类抗抑郁药合用，可导致心律失常。

（2）与 β 受体阻滞剂合用，两者的 β 受体效应互相抵消，可出现血压异常升高、心动过缓和支气管收缩。

（3）与硝酸酯类药物合用，本品的升压作用被抵消，硝酸酯类药物的抗心绞痛作用减弱。

【不良反应】

不良反应包括心悸、头痛、血压升高、震颤、无力、眩晕、呕吐、四肢发凉。

【特殊人群】

孕妇及哺乳期妇女：必须应用本品时应慎用。

儿童：必须应用本品时应慎用。

老年人：老年人对拟交感神经药敏感，必须应用本品时应慎用。

【注意事项】

有下列情况者慎用：器质性脑病、青光眼、帕金森病、噻嗪类引起的循环虚脱及低血压、精神神经疾病。运动员慎用。

【用药监护】

监测呼吸、血压、心率等生命体征。

3. 多巴酚丁胺注射液

本品用于器质性心脏病时心肌收缩力下降引起的心力衰竭,作为短期支持治疗。

2mL:20mg。

成人:将多巴酚丁胺加于 5% 葡萄糖注射液或 0.9% 氯化钠注射液中稀释后,以每分钟 2.5~10μg/kg 的滴速给予,在每分钟 15μg/kg 以下的剂量时,心室和外周血管阻力基本无变化。偶用每分钟>15μg/kg 的剂量,但需注意过大剂量仍然有可能加速心率并导致心律失常。

给药说明:用药前应先纠正血容量。药液的浓度依据用量和患者所需液体量而定。治疗时间和给药速度按患者的治疗效应调整,可考虑心率、血压、尿量以及是否出现异位搏动等情况。

静脉注入 1~2 分钟内起效,如缓慢滴注可延长到 10 分钟,一般静脉注射后 10 分钟作用达到高峰,持续数分钟。半衰期约为 2 分钟,在肝脏代谢成无活性的化合物。代谢产物主要经肾排出。

未见相关报道。

(1)与 β 受体阻滞剂同用,可拮抗本品对 $β_1$ 受体的作用,导致 α 受体作用占优势,外周血管的总阻力加大。

(2)与硝普钠同用,可导致心排血量微增,肺楔压略降。

(3)本品不得与碳酸氢钠等碱性药物混合使用。

不良反应包括心悸、恶心、头痛、胸痛、气短等。

孕妇及哺乳期妇女:孕妇用药须权衡利弊。哺乳期妇女用药期间应停止哺乳。本品是否排入乳汁尚不明确。

儿童:某些血流动力学作用在定量和定性方面可能与成人不同,出现心率加快和血压升高的频率可能较成人更高且情况更严重。同成人一样,儿童的肺楔压可能不会下降,或反而升高(特别是小于 1 岁的婴儿)。因此,儿童使用本药时,必须进行严密的监测,密切注意药效变化。

老年人:本品在老年人中的研究尚未进行,但应用预期不受限制。

【注意事项】

①梗阻性肥厚型心肌病患者不宜使用，以免加重梗阻。②有下列情况者慎用：心房颤动，多巴酚丁胺能加快房室传导，加速心室率，如必须用本品，应先给予洋地黄类药物；高血压（可能加重）；严重的机械梗阻，如重度主动脉瓣狭窄，多巴酚丁胺可能无效；低血容量时应用本品可加重症状，故用前必须先加以纠正；室性心律失常（可能加重）；心肌梗死后，大量使用本品可能使心肌耗氧量增加而加重缺血；用药期间应定时或连续监测心电图、血压、心排血量，必要时（或可能）监测肺楔压。

4. 多巴胺注射液

【适应证及治疗目的】

本品用于治疗休克综合征、少尿及周围血管阻力正常或较低的休克。

【常用规格】

2mL：20mg。

【用法用量】

危重病例先按每分钟 $5\mu g/kg$ 滴注，然后以每分钟 $5\sim10\mu g/kg$ 递增至$20\sim50\mu g/kg$，以达到满意效果。或本品 20mg 加入 5％葡萄糖注射液 200～300mL 中静脉滴注，开始时按 75～100μg/min 滴入，以后根据血压情况，可加快速度和加大浓度，但最大剂量不超过每分钟 $500\mu g$。

【药动学特征】

口服无效，静脉滴入在体内分布广泛，不易通过血－脑屏障。静脉注射 5 分钟内起效，持续 5～10 分钟，作用时间的长短与用量不相关。

【禁忌证】

嗜铬细胞瘤患者不宜使用。

【相互作用】

（1）与硝酸酯类药物同用，可减弱硝酸酯的抗心绞痛作用及多巴胺的升压效应。

（2）与三环类抗抑郁药同时应用，可能增加多巴胺的心血管作用，引起心律失常、心动过速、高血压。

（3）与硝普钠、异丙肾上腺素、多巴酚丁胺合用，要注意心排血量的改变，与单用本品时相比，反应有异。

【不良反应】

常见的不良反应有胸痛、呼吸困难、心悸、心律失常（尤其用大剂量）、全身软弱无力感，心跳缓慢、头痛、恶心、呕吐少见。

【特殊人群】

孕妇及哺乳期妇女：人体内研究尚不充分，动物实验未见致畸。孕妇用药时应权衡利弊。本品是否排入乳汁尚未明确，但是哺乳期妇女应用时未发现问题。

儿童：尚无充分研究。

老年人：尚无充分研究，但未见报告发生问题。

【注意事项】

①应用多巴胺治疗前必须先纠正低血容量。②在滴注前必须稀释，稀释液的浓度取决于剂量及个体需要的补液量，若不需要扩容，可用 0.8mg/mL 溶液，如有液体潴留，可用 1.6~3.2mg/mL 溶液。中、小剂量对提高周围血管阻力无作用，用于处理低心排血量引起的低血压；较大剂量则用于提高周围血管阻力以纠正低血压。③选用粗大的静脉做静脉注射或静脉滴注，以防药液外溢，产生组织坏死。如确已发生药液外溢，可用 5~10mg 酚妥拉明稀释溶液在注射部位做浸润。④滴注时应控制每分钟滴速，滴注的速度和时间需根据血压、心率、尿量、外周血管灌流情况、异位搏动出现与否等而定，有可能的话，做心排血量测定。⑤突然停药可产生严重低血压，故停用时应逐渐递减剂量。

【用药监护】

监测呼吸、血压、心率等生命体征。

1. 静注人免疫球蛋白

【适应证及治疗目的】

本品用于治疗继发性免疫球蛋白缺陷病，如重症感染、新生儿败血症等；重症新型冠状病毒肺炎患者根据病情酌情使用；原发性免疫球蛋白缺乏症；自身免疫性疾病。

【常用规格】

静注人免疫球蛋白 5％（0.5g/10mL、1g/20mL、1.25g/25mL、2.5g/50mL、5g/100mL、10g/200mL）。

【用法用量】

每天 0.2~0.3g/kg，连用 2~3 天。

【药动学特征】

本品输注后立即完全进入人体血液循环，并快速分布于血浆和血管外体液中（3~5 天在血管内外达到平衡）。半衰期为 3~4 周，该半衰期因人而异。IgG 和 IgG 复合物通过网状内皮系统清除。

【禁忌证】

对本品过敏者、有其他严重过敏史者、有 IgA 抗体的选择性 IgA 缺乏者禁用。

【相互作用】

本品应单独使用。使用本品在 6 周到 3 个月内有可能干扰麻疹疫苗、风疹疫苗、腮腺炎疫苗和水痘减毒活疫苗的主动免疫应答。

【不良反应】

少数患者出现输注部位红肿、疼痛反应，多无须特殊处理，可自行恢复。

【特殊人群】

孕妇及哺乳期妇女：孕妇或备孕妇女、哺乳期妇女的用药应慎重，如有必要应用，应在医师的指导和严密观察下使用。

【注意事项】

①出现混浊，有摇不散的沉淀、异物或玻瓶裂纹，过期失效，均不可使用。②开瓶后应一次注射完毕，不得分次使用。③运输及贮存过程中严禁冻结。④有严重酸碱代谢紊乱的患者慎用。⑤该药应放置于 2~8℃ 避光保存。

【用药监护】

监测患者生命体征、过敏反应，可行心电监护。

2. 注射用胸腺法新

【适应证及治疗目的】

（1）治疗慢性乙型肝炎：治疗 18 岁及以上人群的慢性乙型肝炎，患者的肝病有代偿性，有乙型肝炎病毒复制（血清 HBV-DNA 阳性）。

（2）作为免疫损害患者的疫苗增强剂：免疫系统功能受到抑制者，包括接受慢性血液透析患者和老年患者，使用本品可增强患者对病毒性疫苗（如流感疫苗或乙肝疫苗）的免疫应答。

【常用规格】

注射用胸腺法新 1.6mg。

【用法用量】

1.6mg 皮下注射，每周 2 次，每次相隔 3~4 天。

【药动学特征】

本品 900μg/m² 剂量皮下注射约 1 小时后血浓度峰值是 25~30ng/mL。峰值水平持续 2 小时，在随后 18 小时内回复到基础水平。每周两次、连续治疗 15 周后，本品的血浆基础值仅很轻微地增加。约 60% 的药物经尿液排出。

【禁忌证】

本品禁用于对胸腺法新或注射液内任何成分有过敏史者。

【相互作用】

本品不应与任何其他药物混合后注射。与干扰素合用，可提高免疫应答。

【不良反应】

（1）注射部位疼痛、红肿，短暂性肌肉萎缩，关节痛，皮疹等。

（2）慢性乙型肝炎患者可能出现 ALT 一过性升高，当 ALT 发生波动时，本品通常应继续使用，除非有肝衰竭的症状和预兆出现。

【特殊人群】

孕妇及哺乳期妇女：属妊娠 C 类药物。只能在真正需要时给孕妇使用。哺乳期妇女慎用。

儿童：本品对 18 岁以下儿童的安全性和有效性尚未明确，慎用。

老年人：不需减量。

【注意事项】

本品通过增强患者的免疫系统进行治疗，因此免疫抑制治疗患者（如器官移植患者）禁用，除非治疗带来的收益明显优于危险。

【用药监护】

监测肝功能。

对于可能发生中药基础理论中的用药禁忌"十八反、十九畏"的药品，应关注其药物相互作用。

1. 藿香正气胶囊（丸、水、口服液）

【适应证及治疗目的】

解表化湿，理气和中。

本品用于外感风寒、内伤湿滞或夏伤暑湿所致的感冒，症见头痛昏重、胸膈痞闷、脘腹胀痛、呕吐泄泻，以及胃肠型感冒见上述证候者。

《新型冠状病毒肺炎诊疗方案（试行第八版）》推荐藿香正气胶囊（丸、水、口服液）用于医学观察期临床表现为乏力伴胃肠不适的患者。

【常用规格】

藿香正气胶囊：300mg/粒，350mg/粒，250mg/粒，500mg/粒。

藿香正气丸：9g/丸，6g/袋，每8丸相当于原生药材3g，10丸重0.5g。

藿香正气水：10mL/支。

藿香正气口服液：10mL/支。

【用法用量】

胶囊：300mg/粒及500mg/粒：口服，一次4粒，一日2次；250mg/粒：一次1粒，一日2次；小儿酌减。

丸：9g/丸，一次1~2丸，一日2次；6g/袋，一次1袋，一日2次；每8丸相当于原生药材3g，一次8丸，一日3次；10丸重0.5g，一次6g，一日2次。

水：口服，一次5~10mL，一日2次，用时摇匀。

口服液：口服，一次5~10mL，一日2次，用时摇匀。

【药动学特征】

尚不明确。

【禁忌证】

对本品及所含成分过敏者禁用。对酒精过敏者禁用水剂。

【相互作用】

水剂含酒精，不得与头孢菌素类（如头孢氨苄、头孢呋辛、头孢他啶等）、甲硝唑、替硝唑、呋喃唑酮等药联用，避免发生双硫仑样反应。

根据中药"十八反、十九畏",本药不可与含中药乌头类药物、海藻、大戟、芫花、甘遂的药物及其制剂同时使用。

【不良反应】

①循环系统:面部潮红、心悸、血压下降、过敏性休克等;②消化系统:恶心、呕吐;③呼吸系统:胸闷、胸痛、气短、呼吸困难;④神经系统:昏迷、头晕、唇麻;⑤皮肤:荨麻疹、皮疹、瘙痒;⑥其他:寒战、发热、双硫仑样反应、有过量服用本品出现抽搐的病例。

【特殊人群】

孕妇及哺乳期妇女:在医师的指导下使用。

儿童:在医师的指导下使用,必须在成人监护下使用。

老年人:在医师的指导下使用。

【注意事项】

①忌烟、酒及辛辣、生冷、油腻食物,饮食宜清淡。②服药期间不宜同时服用滋补性中药。③高血压、心脏病、肝病、糖尿病、肾病等慢性病严重者,年老体弱者或者正在接受其他治疗的患者应在医师的指导下服用。④水剂含 40%～50%乙醇(酒精),服药期间不得与头孢菌素类、甲硝唑、替硝唑、酮康唑、呋喃唑酮等药物联用,服药后不得驾驶飞机、车、船,从事高空作业、机械作业及操作精密仪器。⑤严格按照说明书的用法用量使用,不宜过量或长期服用。⑥过敏体质者慎用。⑦本品性状发生改变时禁止使用。⑧服药后吐泻严重者应及时去医院就诊。

【用药监护】

患者服药期间需监测血压、心率、皮疹、大便隐血、血糖。

2. 连花清瘟胶囊（颗粒）

【适应证及治疗目的】

清瘟解毒,宣肺泄热。

本品用于治疗流行性感冒属热毒袭肺证,症见发热或高热、恶寒、肌肉酸痛、鼻塞流涕、咳嗽、头痛、咽干咽痛、舌偏红、苔黄或黄腻等。在新型冠状病毒肺炎的常规治疗中,可用于轻型、普通型引起的发热、咳嗽、乏力。

《新型冠状病毒肺炎诊疗方案(试行第八版)》推荐连花清瘟胶囊(颗粒)用于医学观察期临床表现为乏力伴发热的患者。

【常用规格】

胶囊:0.35g/粒。

颗粒:6g/袋。

【用法用量】

胶囊：口服，一次 4 粒，一日 3 次。

颗粒：开水冲服，一次 1 袋，一日 3 次。新型冠状病毒肺炎轻型、普通型疗程 7－10 天。

【药动学特征】

尚不明确。

【禁忌证】

对本品及所含成份过敏者禁用。

【相互作用】

根据中药"十八反、十九畏"，本药不宜与含中药海藻、大戟、芫花、甘遂的药物及其制剂同时使用。

【不良反应】

上市后监测数据显示，本品可见以下不良反应。①消化系统：恶心、呕吐、腹胀、腹痛、腹泻；②神经系统：头晕、头痛、困倦；③皮肤：皮疹、瘙痒。

【特殊人群】

孕妇及哺乳期妇女：在医师的指导下使用。

儿童：在医师的指导下使用，必须在成人监护下使用。

老年人：在医师的指导下使用。

【注意事项】

①忌烟、酒及辛辣、生冷、油腻食物。②服药期间不宜同时服用滋补性中药。③风寒感冒者不适用。④含麻黄，高血压、心脏病患者慎用。⑤肝病、糖尿病、肾病等慢性病严重者应在医师的指导下服用。⑥本品不宜长期服用。⑦过敏体质者慎用。⑧运动员慎用。⑨脾虚便溏者应在医生指导下服用。⑩本品性状发生改变时，禁止使用。⑪体温超过 38.5℃ 或服药 3 天症状无缓解的患者，应去医院就诊。

【用药监护】

患者服药期间需监测血压、心率。

（一）解热镇痛药物

1. 布洛芬

【适应证及治疗目的】

本品用于缓解轻至中度疼痛，也用于普通感冒或流行性感冒引起的发热。

【常用规格】

布洛芬片 0.1g，布洛芬缓释胶囊 0.3g，布洛芬混悬滴剂 15mL：0.6g，布洛芬混悬液 30mL：0.6g、100mL：2g，布洛芬栓 50mg、100mg。

【用法用量】

成人：普通片剂 200mg，每 6～8 小时 1 次，24 小时不超过 4 次。缓释胶囊一次 300mg bid。

儿童：口服 5～10mg/kg，每 6～8 小时 1 次，24 小时不超过 4 次。

【药动学特征】

口服给药后 1～2 小时达最大血药浓度，血浆蛋白结合率较高，半衰期为 1～2 小时，60%～90% 经肾排出。

【禁忌证】

服用非甾体类抗炎药诱发过哮喘、荨麻疹或过敏反应者，严重肝肾功能不全患者或严重心力衰竭患者，消化道溃疡/出血患者，孕妇及哺乳期妇女禁用。

【相互作用】

布洛芬和华法林合用会导致毒性相加，胃肠道出血风险明显增加。布洛芬会增强替诺福韦的毒性。

【不良反应】

轻度胃肠不适，对症处理即可，若不能耐受，则停药。

【特殊人群】

孕妇及哺乳期妇女：属妊娠 B 类或 D 类药物。孕妇及哺乳期妇女禁用。

儿童：建议使用滴剂、混悬液、栓剂。6 个月以下遵医嘱使用。

【注意事项】

混悬液、滴剂需要摇匀后再服用。栓剂注意塞入肛门的深度约 2cm。不可同时服用其他含有解热镇痛药成分的药品。

【用药监护】

监测胃肠道反应、肝肾功能。

2. 对乙酰氨基酚

【适应证及治疗目的】

本品用于缓解轻至中度疼痛，也用于普通感冒或流行性感冒引起的发热。

【常用规格】

对乙酰氨基酚片 0.5g，对乙酰氨基酚口服混悬液 100mL：3.2g，对乙酰氨基酚混悬滴剂 15mL：1.5g，对乙酰氨基酚栓 0.15g、0.3g。

【用法用量】

成人：普通片剂 500mg，每 4～6 小时 1 次，24 小时不超过 4 次。

儿童：10～15mg/kg，每 4～6 小时 1 次，24 小时不超过 4 次。

【药动学特征】

口服给药后 0.5～1 小时达最大血药浓度，半衰期为 2～4 小时，绝大部分由肝脏代谢为无活性产物，经肾排出。

【禁忌证】

严重肝肾功能不全者禁用。

【相互作用】

与乙醇、伊马替尼、异烟肼合用会增加肝毒性。巴比妥类镇静催眠药会增强对乙酰氨基酚的毒性。

【不良反应】

偶见皮疹、荨麻疹、药物热等，对症处理即可，若不能耐受，则停药。肝酶升高大多是一过性的，若出现肝损害则停药，加用保肝药物。

【特殊人群】

孕妇及哺乳期妇女：属妊娠 B 类药物。尚未进行孕妇研究，动物繁殖研究中未见对胎儿的影响。孕妇使用前应权衡利弊。哺乳期妇女慎用。

儿童：建议使用滴剂、混悬液、栓剂。3 岁以下儿童禁用本药小儿灌肠液。

【注意事项】

混悬液需要摇匀后再服用。栓剂注意塞入肛门的深度约 2cm。用药期间避免饮酒或服用含乙醇的药物、食物等。

【用药监护】

监测胃肠道反应、肝肾功能。

（二）糖皮质激素

甲泼尼龙

【适应证及治疗目的】

本品用于一些风湿性疾病、皮肤病、过敏性疾病、眼部疾病、呼吸道疾病、血液病、肿瘤等。

【常用规格】

注射用甲泼尼龙琥珀酸钠 40mg、125mg、250mg、500mg，甲泼尼龙片 4mg、16mg。

【用法用量】

本品用于新型冠状病毒肺炎的推荐剂量：0.5—1.0mg。

【药动学特征】

肌内注射后 1 小时达到平均峰浓度，广泛分布到组织中，可穿过血－脑屏障，可排入乳汁，血浆蛋白结合率约为 77％，经肝脏代谢为无活性产物。

【禁忌证】

全身性霉菌感染者、对甲泼尼龙或配方中任何成分过敏者禁用。40mg 制剂禁用于已知或疑似对牛乳过敏者。禁止鞘内注射、硬脑膜外途径给药。

禁止对正在接受皮质类固醇免疫抑制治疗的患者使用减毒活疫苗。

【相互作用】

该药经 CYP3A4 酶代谢，避免和该酶的抑制剂或诱导剂合用，合用时注意调整甲泼尼龙剂量。CYP3A4 酶诱导剂有利福平、卡马西平、苯巴比妥、苯妥英钠。CYP3A4 酶抑制剂有唑类抗真菌药、胺碘酮、利托那韦。

【不良反应】

①掩盖感染的症状、潜在感染发作；②药物过敏、皮疹；③类库欣综合证状态、代谢紊乱、体重增加；④头晕、头痛、呕心、呕吐、消化不良，严重者可出现消化道溃疡；⑤肝酶升高；⑥精神异常；⑦骨坏死，骨质疏松，病理性骨折等骨骼肌肉及结缔组织异常；⑧眼球突出，视物模糊；⑨月经失调等。

【特殊人群】

孕妇及哺乳期妇女：对人类生殖的影响缺乏足够的研究资料，在仔细评价对母亲和胎儿的获益风险比后才可在妊娠期、哺乳期使用本品。皮质类固醇易穿过胎盘，可排入乳汁。

儿童：可减量，不应仅依据年龄和体积，更应考虑疾病严重程度及患儿反应。本品含有苯甲醇，早产儿或足月新生儿不得使用苯甲醇。

老年人：尚缺乏本品对老年人用药安全性及有效性的研究资料。骨质疏松的潜在风险增加，体液潴留，可能产生高血压的风险，建议谨慎使用。

【注意事项】

短疗程使用，疗程 3~5 天，不超过 10 日。本品需要单独输注。患者可能出现精神紊乱，有癫痫病史者慎用。避免同时使用疫苗。

【用药监护】

监测患者生命体征、胃肠道反应（是否出现消化道出血）、精神状况，出现异常表现时及时评估，做好用药调整。

（三）血浆代用品

人血白蛋白

【适应证及治疗目的】

本品用于低蛋白血症的防治，以及烧伤、创伤等导致的继发性休克的处理。

【常用规格】

10g/瓶。

【用法用量】

一般采用静脉滴注。为了防止大量注射时机体组织脱水，可采用 5％葡萄糖注射液或 0.9％氯化钠注射液适当稀释后静脉滴注（宜用备有滤网装置的输血器）。剂量由医师酌情考虑。

【药动学特征】

本品与体内白蛋白一起，主要经肝脏代谢。

【禁忌证】

对白蛋白制剂有过敏史的患者禁用。

【相互作用】

白蛋白不应与其他药物、全血和红细胞混合使用。

【不良反应】

患者可能出现颜面潮红、荨麻疹、发热、恶心，一般减慢速度或停止输注后症状可消失。

【特殊人群】

孕妇及哺乳期妇女：必需白蛋白时可以使用。

儿童：用量上应考到儿童血浆容量随年龄的变化。

老年人：见注意事项，其余无特殊要求。

【注意事项】

①本品只能静脉输注。②20％人体白蛋白溶液胶体渗透压相当于血浆渗透压的 4 倍，故输注时应小心确保蛋白质有足够的水化作用。③有明显脱水者应同时补液。④对于肾功能不全或有肾功能不全病史的患者，临床医师应根据其症状、体征、实验室检查综合评估利弊，酌情使用。

【用药监护】

监测患者白蛋白情况、是否有过敏反应。

（四）抗组胺药物

异丙嗪

【适应证及治疗目的】

本品用于镇静、催眠、止吐、抗过敏。

【常用规格】

1mL：25mg。

【用法用量】

成人：抗过敏，一次 25mg，必要时 2 小时后重复。严重过敏时可肌内注射 25～50mg，最大量不得超过 100mg。在特殊紧急情况下，可用灭菌注射用水稀释至 0.25％，缓慢静脉注射。止吐，一次 12.5～25mg，必要时每 4 小时重复一次。镇静催眠，一次 25～50mg。

儿童：抗过敏，一次 0.125mg/kg 或 3.75mg/m²，每 4～6 小时 1 次，或睡前给药 0.25～0.50mg/kg 或 7.5～15.0mg/m²。抗眩晕、止吐，一次 0.25～0.50mg/kg 或 7.5～15.0mg/m²。镇静催眠，0.5～1.0mg/kg 或 12.5～25.0mg/次

【药动学特征】

注射给药后吸收快而安全，血浆蛋白结合率高。肌内注射后起效时间为 20 分钟，静脉注射后起效时间为 3～5 分钟。本品主要在肝脏代谢，无活性代谢产物经尿液排出，经粪便排出少。

【禁忌证】

未进行相关实验且无可靠参考文献，故尚不明确。

【相互作用】

乙醇或其他中枢神经抑制剂，特别是麻醉药、巴比妥类药物、单胺氧化酶抑制剂或三环类抗抑郁药与本品同用时，可增加异丙嗪和（或）这些药物的效应，用量要另行调整。本品不宜与氨茶碱混合注射。

【不良反应】

小剂量时无明显不良反应，但大量和长时间应用时可出现吩噻嗪类药物的常见不良反应。较常见的有嗜睡，较少见的有视力模糊或色盲（轻度）、头晕目眩、口鼻咽干燥、耳鸣、皮疹、胃痛或胃部不适、反应迟钝（儿童多见）、晕倒感（低血压）、恶心或呕吐［进行外科手术和（或）并用其他药物时］，可能出现黄疸。

【特殊人群】

孕妇及哺乳期妇女：孕妇使用本品后，可诱发婴儿黄疸和锥体外系反应，因此在临产前1~2周应停用此药。哺乳期妇女应用本品前应权衡利弊。

儿童：小于3个月的婴儿不宜应用本品。

老年人：老年人用药易发生头晕、呆滞、精神错乱、低血压，还易出现锥体外系反应。

【注意事项】

①有下列情况者慎用：急性哮喘、膀胱颈部梗阻、骨髓抑制、心血管疾病、昏迷、闭角型青光眼、肝功能不全、高血压、胃溃疡、前列腺肥大症状明显、幽门或十二指肠梗阻、呼吸系统疾病（尤其是儿童，服用本品后痰液黏稠，影响排痰，并可抑制咳嗽反射）、癫痫（注射给药时可增加抽搐的严重程度）、黄疸、各种肝病以及肾衰竭、Reye综合征（异丙嗪所致的锥体外系反应易与Reye综合征混淆）。②应用异丙嗪时，应特别注意有无肠梗阻或药物逾量、中毒等问题，因其症状和体征可被异丙嗪的镇吐作用所掩盖。

【用药监护】

监测有无锥体外系反应等不良反应。

（五）前列腺增生症药物

1. 盐酸坦索罗辛缓释胶囊

【适应证及治疗目的】

本品用于治疗前列腺增生症引起的排尿障碍。

【常用规格】

0.2mg。

【用法用量】

成人：每日1次，每次1粒（0.2mg），饭后口服。根据不同的年龄、症状可适当增减。

【药动学特征】

本品成人一次口服 0.2mg 时，6.8 小时后血药浓度达到高峰，半衰期为 10.0 小时，其 $AUC_{0\sim\infty}$ 与普通制剂几乎相等，因此是生物利用度没有降低的缓释制剂。连续口服，血药浓度可在第 4 天达到稳定状态。

【禁忌证】

对本品过敏者禁用。

【相互作用】

本品与其他肾上腺素能受体阻滞剂合用可能影响其药代动力学和药效动力学，建议二者不要合用。西咪替丁可增加本品吸收并减少本品清除，合用时应慎重，尤其是本品剂量超过 0.4mg 时。

【不良反应】

严重不良反应有失神、意识丧失（发生频率不明）。因为有可能出现与血压下降相伴随的一过性意识丧失，所以用药过程中应充分观察，出现异常情况时，应停药并采取适当的处置措施。

【特殊人群】

孕妇及哺乳期妇女：不适用。

儿童：尚不明确。

老年人：因高龄者常伴有肾功能低下，这种情况下应充分注意观察患者服药后的状况，如得不到期待的效果，不应继续增量，而应改用其他适当的处置方法。

肾功能不全患者：肾功能不全患者无须减少剂量。由于尚未在重度肾功能不全患者中（肌酐清除率小于 10mL/min）进行研究，因而这类患者应谨慎使用。

肝功能不全患者：重度肝功能不全患者慎重使用。

【注意事项】

①合用降压药时应密切注意血压变化。②坦索罗辛在与 CYP3A4 或 CYP2D6 强效抑制剂（如酮康唑、帕罗西汀）联合用药时，有可能会导致坦索罗辛的暴露量显著增加。

【用药监护】

（1）盐酸坦索罗辛是 α_1 受体阻滞剂，体位性低血压是老年人应用 α_1 受体阻滞剂的主要药物不良反应。衰弱老年人慎用。已有体位性低血压或血压过低的老年人应禁用 α_1 受体阻滞剂。α_1 受体阻滞剂与其他降压药物合用时，降压作用增强，需要调整剂量，进行个体化治疗。

（2）体位性低血压的防治方法：①小剂量开始，缓慢增加剂量，停药后需重新用药的患者亦需从小剂量开始。②开始用药和增加药物剂量时应避免突然改变体位，且不宜从事危险性作业。③用药期间建议监测立卧位血压，尤其是衰弱老年人。④用药期间如出现体位性低血压，应立即减量、停药或更换药物。轻症者取平卧位、头低位，补充液体，多数能缓解。重症者需用活性炭洗胃和使用缩血管药物。

2. 非那雄胺片

【适应证及治疗目的】

本品用于治疗前列腺增生症引起的排尿障碍。

【常用规格】

5mg。

【用法用量】

推荐剂量是每天 1 片，每片 5mg，可与或不与食物同服。

（1）肾功能不全患者：对于各种不同程度的肾功能不全患者不需调整给药剂量，因为药代动力学研究证实非那雄胺在体内过程中没有任何改变。

（2）老年人：尽管药代动力学研究显示 70 岁以上患者非那雄胺的清除率有所降低，但不需调整给药剂量。

【药动学特征】

给药剂量的 39％从尿液中以代谢产物的形式（实际上尿液中没有原形药物）排出，总量的 57％从粪便中排出。非那雄胺的口服生物利用度大约为 80％。该生物利用度不受食物影响。非那雄胺在给药后 2 小时左右达到最大血浆浓度，在给药 6~8 小时后完全吸收。非那雄胺的平均血浆清除半衰期为 6 小时。蛋白结合率约为 93％。非那雄胺血浆清除率和分布容积分别约为 1.65mL/min 和 76L。重复给药试验证实非那雄胺随时间推移有少量缓慢蓄积。每天给药 5mg 后，非那雄胺血浆浓度的稳态谷值为 8~10ng/mL，且持续稳定一段时间。

【禁忌证】

本品不适用于妇女和儿童。

本品禁用于以下情况：对本品任何成分过敏者、孕妇和可能怀孕的妇女。

【相互作用】

尚未确定具有临床重要意义的药物相互作用。

【不良反应】

常见的不良反应包括勃起功能障碍、射精异常、性欲低下，其他不良反应包括男性乳房女性化、乳腺痛和皮疹等。

【特殊人群】

孕妇及哺乳期妇女：本品禁用于孕妇或可能怀孕的妇女。本品不适用于女性，尚不明确非那雄胺是否从乳汁中排出。

儿童：本品不适用于儿童。

肾功能不全患者：伴有慢性肾功能不全（肌酐清除率在 9～55mL/min）的患者，单剂量给^{14}C-非那雄胺后的分布与健康受试者没有差别。

肝功能不全患者：重度肝功能不全患者慎重使用。

【注意事项】

对于有大量残留尿和（或）严重尿流减少的患者，应该密切监测其堵塞性尿路疾病。使用前应排除与良性前列腺增生类似的其他疾病，如感染，前列腺癌，膀胱低张力，神经源性紊乱等。本药主要在肝脏代谢，肝功能不全者慎用。

（六）阿尔兹海默病药物

1. 盐酸多奈哌齐片

【适应证及治疗目的】

本品用于治疗阿尔茨海默病。

【常用规格】

5mg、10mg。

【用法用量】

初始治疗用量一日一次，一次 5mg（以盐酸多奈哌齐计）。盐酸多奈哌齐应于晚上睡前口服一日 5mg 的剂量至少维持一个月，以评估早期的临床反应，达到盐酸多奈哌齐稳态血药浓度。一日 5mg 治疗一个月，并做出临床评估后，可以将盐酸多奈哌齐的剂量增加到一日一次，一次 10mg（以盐酸多奈哌齐计）。

推荐最大剂量为 10mg。大于一日 10mg 的剂量未做过临床试验。停止治疗后，盐酸多奈哌齐的疗效逐渐减退。中止治疗无反跳现象。

【药动学特征】

口服 3～4 小时后达到最大血浆浓度。血浆浓度和药时曲线下面积与剂量成正比。消除半衰期约 70 小时。一般治疗开始后 3 周内达稳态。盐酸多奈哌齐以原形由尿液排出或由细胞色素氧化酶 P450 系统代谢为多种代谢产物，其中有些尚未确定。

【禁忌证】

禁用于对盐酸多奈哌齐、哌啶衍生物或制剂中赋形剂有过敏史的患者。禁用于孕妇。本制剂含有乳糖，半乳糖不耐症、Lapp 乳糖酶缺乏症或葡萄糖-半乳糖吸收不良等罕见遗传病的患者禁用。

【相互作用】

应用多奈哌齐的临床经验目前有限，所以还没有记录到所有可能出现的相互作用。

【不良反应】

常见的不良反应有腹泻、肌肉痉挛、乏力、恶心、呕吐和失眠。

【特殊人群】

孕妇及哺乳期妇女：禁用。

儿童：本品不推荐用于儿童。

【注意事项】

多奈哌齐的临床疗效应当定期重新评估。当治疗的益处不再存在时，应当考虑中止治疗。每个患者对多奈哌齐的反应是无法预估的。对于其他类型的痴呆或记忆损伤（如与年龄相关的认知功能减退）患者应用盐酸多奈哌齐的效果还未全面观察。

【用药监护】

多奈哌齐治疗存在明确的量效关系，剂量增高，疗效增加，但容易出现不良反应。

2. 盐酸美金刚片

【适应证及治疗目的】

本品用于治疗阿尔茨海默病。

【常用规格】

10mg。

【用法用量】

本品每日服用一次，应在每日相同的时间服用，可空腹服用，也可随食物同服。根据临床研究结果，65 岁以上患者的推荐剂量为每日 20mg（每次两片，每日 1 次）。

【药动学特征】

美金刚的绝对生物利用度约为100％，达峰时间为 3～8 小时，食物不影响美金刚的吸收。在 10～40mg 剂量范围内的药代动力学呈线性。血浆蛋白结合率为45％。99％以上经肾排出。消除半衰期为 60～100 小时。

【禁忌证】

对本品的活性成分及辅料过敏者禁用。

【相互作用】

（1）在合并使用 N－甲基－D－天门冬氨酸（NMDA）受体拮抗剂时，左旋多巴、多巴胺受体激动剂和抗胆碱能药物的作用可能会增强，巴比妥类药物和神经阻滞剂的作用有可能减弱。美金刚与抗痉挛药物（如丹曲洛林或巴氯芬）合用时可以改变这些药物的作用效果，因此需要进行剂量调整。

（2）因为美金刚与金刚烷胺在化学结构上都是 NMDA 受体拮抗剂，因此应避免合用，以免发生药物中毒性精神病。同样，也不应将美金刚与氯胺酮或右美沙芬合用。

（3）由于其他药物（如西咪替丁、雷尼替丁、普鲁卡因酰胺、奎尼丁、奎宁以及尼古丁）与金刚烷胺共用相同的肾脏阳离子转运系统，因此也有可能与美金刚产生相互作用，导致血浆水平升高的潜在风险。

（4）美金刚与双氢克尿噻或任何一个含双氢克尿噻的复方制剂合并应用时有可能使双氢克尿噻的血清水平降低。

【不良反应】

常见不良反应有头晕、头痛、便秘、嗜睡和高血压。

【特殊人群】

孕妇及哺乳期妇女：除非明确需要，在妊娠期不应服用本品。哺乳期妇女服用本品时应停止哺乳。

儿童：尚无相关疗效和安全性资料。

老年人：65 岁以上患者的推荐剂量为每日 20mg（每次两片，每日 1 次）。

【注意事项】

①癫痫患者、有惊厥病史者或癫痫易感体质患者服用美金刚时应慎重。②应避免与 NMDA 受体拮抗剂如金刚烷胺、氯胺酮或右美沙芬合用。这些药物与美金刚作用的受体系统相同，可能使药物不良反应的发生率增加或导致不良反应加重。③尿液 pH 值升高的患者服用本品时必须进行密切监测。

【用药监护】

美金刚对中、重度阿尔兹海默病患者的妄想、激越等精神行为异常有一定治疗作用。

参考资料

[1] 各药品说明书.

[2] 新型冠状病毒肺炎诊疗方案（试行第八版）[EB/OL]. http://www.nhc. gov. cn/yzygj/s7653p/202104/7de0b3837c8b4606a0594aeb0105232b. shtml.

[3] 陆军特色医学中心. 新冠肺炎防治药物实用手册 [EB/OL]. https://xw. qq. com/cmsid/20200214A0P88100.

[4] 国家卫生健康委员会. 关于印发碳青霉烯类抗菌药物临床应用专家共识等 3 个技术文件的通知（国卫办医函〔2018〕822 号）[Z]. 2018.

[5] 李旭芳, 郑健斌, 徐翼, 等. 广东省儿科新型冠状病毒肺炎诊疗专家共识 [J]. 广东医学, 2020, 41（3）: 217－221.

[6] 赵东赤, 金润铭, 刘智胜, 等. 湖北省儿童新型冠状病毒感染诊疗建议（试行第一版）[J]. 中国当代儿科杂志, 2020, 22（2）: 96－99.

[7] 李太生, 曹玮, 翁利, 等. 北京协和医院关于"新型冠状病毒感染的肺炎"诊疗建议方案（V2.0）[J/OL]. http://kns. cnki. net/kcms/detail/11.5882. r. 20200130.1430.002. htmL.

[8] 姜毅, 陆小霞, 金润铭, 等. 儿童新型冠状病毒感染诊断、治疗和预防专家共识（第二版）[J]. 中华实用儿科临床杂志, 2020（2）: 143－150.

[9] 杜光, 赵杰, 卜书红, 等. 雾化吸入疗法合理用药专家共识（2019 年版）[J]. 医药导报, 2019, 38（2）: 135－146.

[10] 国家卫生健康委员会. 抗菌药物临床应用指导原则（国卫办医发〔2015〕43 号）[Z]. 2015.

[11] 中国药学会. 冠状病毒 SARS－CoV－2 感染: 医院药学工作指导与防控策略专家共识（第二版）[EB/OL]. https://www. cpa. org. cn//?do＝info & cid＝75175.

[12] 房志鑫, 刘瑞丽, 武辉, 等. 藿香正气制剂临床不良反应文献分析 [J]. 河南中医, 2015, 35（6）: 1434－1436.

[13] 刘松松, 谢益明. 101 例藿香正气水药品不良反应文献分析 [J]. 中国药物警戒, 2017, 14（5）: 317－320.

[14] 彭丽丽, 李岚, 沈璐, 等. 175 例连花清瘟胶囊致药品不良反应/事件的文献分析 [J]. 中国药物警戒, 2015, 12（12）: 753－755, 759.

[15] 中华医学会老年医学分会. 老年人良性前列腺增生症/下尿路症状药物治疗

共识（2015）[J]. 中华老年医学杂志，2015，34（12）：1380−1387.

[16] 贾建平，魏翠柏. 2018 中国痴呆与认知障碍诊治指南（二）：阿尔茨海默
病诊治指南 [J]. 中华医学杂志，2018，98（13）：971−977.